TRAITEMENT

DE LA

TUBERCULOSE GANGLIONNAIRE CERVICALE

PAR LE

Docteur Henri HAMEL

(DU MANS)

ANCIEN INTERNE DES HOPITAUX DE PARIS
ET DE L'HOPITAL MARITIME DE BERCK-SUR-MER
MÉDAILLES DE BRONZE DE L'ASSISTANCE PUBLIQUE

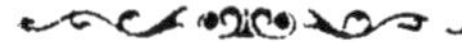

PARIS
G. STEINHEIL, ÉDITEUR
2, RUE CASIMIR-DELAVIGNE, 2

1910

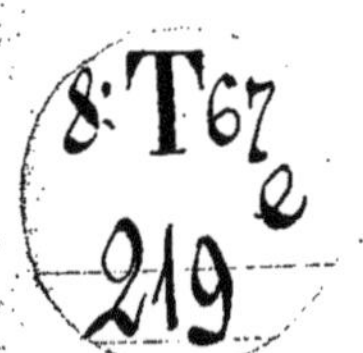

TRAITEMENT DE LA TUBERCULOSE
GANGLIONNAIRE CERVICALE

DU MÊME AUTEUR

Ostéo arthrite coïncidant avec le signe d'Argyl Roberson. *Bulletin de la Société de neurologie*, Juin 1905 (en collaboration avec M. G. GUILLAIN).

Traitement local des syphilides par injections de sels mercuriels. In *Revue de dermatologie et syphiligraphie*, Mai 1908.

A propos de deux cas de méningites aiguës syphilitiques. In *Gazette des Hôpitaux*, Mai 1909 (en collaboration avec M. W. OETTINGER).

Cytologie du liquide céphalo-rachidien dans les abcès du cerveau. *Bulletin de la Société de Pédiatrie*, Novembre 1909 (en collaboration avec M. G. SIMON).

Occlusion intestinale, première manifestation d'une péritonite tuberculeuse aiguë. In *Médecine Praticien*, Avril 1910 (en collaboration avec M. J. ANDRIEU).

TRAITEMENT

DE LA

TUBERCULOSE GANGLIONNAIRE CERVICALE

PAR LE

Docteur Henri HAMEL
(DU MANS)
ANCIEN INTERNE DES HOPITAUX DE PARIS
ET DE L'HOPITAL MARITIME DE BERCK-SUR-MER
MÉDAILLES DE BRONZE DE L'ASSISTANCE PUBLIQUE

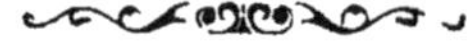

PARIS
G. STEINHEIL, ÉDITEUR
2, RUE CASIMIR-DELAVIGNE, 2

1910

A LA MÉMOIRE DE MON PÈRE

M. LE DOCTEUR L. HAMEL

DE NOGENT-LE-ROTROU

A MA MÈRE

MEIS ET AMICIS

A MON PRÉSIDENT DE THÈSE

M. le Professeur THOINOT

PROFESSEUR DE MÉDECINE LÉGALE A LA FACULTÉ
MEMBRE DE L'ACADÉMIE DE MÉDECINE
CHEVALIER DE LA LÉGION D'HONNEUR

A MES MAITRES DE LA FACULTÉ DES SCIENCES ET DE L'ÉCOLE DE MÉDECINE DE L'UNIVERSITÉ DE CAEN (1898-1901).

A MES MAITRES DANS LES HOPITAUX DE PARIS

Externat.

1902-1903. — M. le Professeur BUDIN (*in memoriam*) (Clinique d'accouchement Tarnier).

1903-1904. — M. le Docteur J. DARIER (Hôpital de la Pitié).

1904-1905. — M. le Professeur THOINOT (Hôpital Saint-Antoine).

Internat provisoire (1905-1906).

MM. le Professeur RAYMOND (Clinique des maladies du système nerveux à la Salpêtrière).

le Docteur Albert MATHIEU (Hôpital Andral).

le Professeur DE LAPERSONNE (Hôtel-Dieu).

Internat.

1906-1907. — M. le Professeur agrégé MAUCLAIRE (Maison Dubois).

1907-1908. — M. le Docteur J. DARIER (Hôpital Broca).

1908-1909. — M. le Docteur W. ŒTTINGER (Hôpital Broussais).

Août-Septembre 1908. — M. le Professeur agrégé MAYGRIER (Hôpital de la Maternité).

1909. — M. le Docteur L. GUINON (Hôpital Bretonneau).

1910. — M. le Docteur V. MENARD (Hôpital Maritime de Berck-sur-Mer.)

A MES AUTRES MAITRES DANS LES HOPITAUX :

MM. le Professeur agrégé CLAUDE, le Professeur agrégé DEMELIN, le Professeur agrégé SICARD, le Docteur DUFOUR, le Docteur PAPILLON, le Docteur GUILLAIN, le Docteur SAVARIAUD, le Docteur COURTOIS-SUFFIT, le Docteur ENRIQUEZ, le Docteur MONTHUS, le Docteur HALLÉ, le Docteur ANDRIEU de Berck, le Docteur J. CALVÉ de Berck.

A MES MAITRES DANS LES LABORATOIRES :

Collège de France (1906-1908).

MM. le Docteur J. DARIER.
le Docteur JOLLY.

Laboratoire des Hôpitaux.

MM. le Professeur agrégé MACAIGNE (Clamart, 1906).
le Docteur HALLÉ (Broca 1907-08).
le Docteur CIVATTE —
le Docteur G. SIMON (Bretonneau 1909).

INTRODUCTION.

Il est fréquent de voir les adénites cervicales bacillaires considérées comme des manifestations presque anodines de la tuberculose.

Pour beaucoup, ce sont des lésions purement locales, traduisant une action de défense efficace de l'organisme en lutte contre le bacille envahissant. Les ganglions malades deviennent de ce fait des barrières suffisantes, arrêtant bacilles et toxines, empêchant l'envahissement général de l'organisme par la tuberculose.

Cette conception rassurante de l'adénite cervicale bacillaire est loin d'être la nôtre. Nous pensons qu'il n'est pas de tuberculose du ganglion lymphatique sans diffusion dans l'organisme, soit des bacilles et de leurs sécrétions, soit des toxines isolées : nous pensons donc que toute tuberculose locale est en réalité une manifestation d'une infection générale, ou s'accompagne toujours d'une imprégnation plus ou moins grande de l'organisme.

Cette opinion est d'ailleurs celle de deux de nos maîtres qui ont étudié longuement la tuberculose en ses manifestations locales.

Nous avons eu l'honneur d'être deux ans l'élève de M. Jean Darier, médecin de l'hôpital Saint-Louis, et de terminer notre internat chez M. Menard, chirurgien en chef de l'hôpital Maritime. Dans leur service nous avons donc acquis la conviction que l'organisme est toujours plus ou moins profondément atteint en sa totalité, quand se produit une manifestation cutanée, articulaire, osseuse ou ganglionnaire en apparence isolée, de la tuberculose.

L'observation attentive des malades atteints d'adénite bacillaire, leur interrogatoire minutieux, révèlent des symptômes généraux sérieux, inquiétant parfois, alors qu'il n'existe encore aucun ganglion perceptible. Dans un autre ordre de faits, on observe des signes généraux disproportionnés avec les signes physiques, consistant seulement en quelques ganglions peu volumineux : un de nos amis était asthénique, incapable d'un effet musculaire prolongé, d'un effort intellectuel sérieux, et pourtant il n'avait comme signe physique de l'imprégnation bacillaire qu'un seul ganglion peu volumineux sous angulo-maxillaire, qui disparut en quelques mois par la cure marine. L'un des malades dont nous rapportons plus loin l'observation, avait des fatigues injustifiées, une paresse intellectuelle inexplicable, des malaises incompréhensibles, cela plusieurs mois avant que devinssent perceptibles les ganglions carotidiens qui l'obligérent à se soigner.

Chacun a présent à la mémoire des cas comparables à ceux que nous venons de rapporter.

De plus combien nombreux sont les malades atteints d'adénite bacillaire et présentant en même temps des lésions cutanées ou osseuses de tuberculose !

Comme tous ces phénomènes deviennent faciles à comprendre, si l'on admet, ou qu'a une bacillémie primitive succède une adénite secondaire, ou bien, cas certainement beaucoup plus fréquent, que l'infection venue par voie lymphatique dépasse de beaucoup le ganglion et se répand dans l'organisme tout entier avant que la réaction ganglionnaire ait eu le temps de se manifester cliniquement. C'est là une interprétation des phénomènes morbides en faveur de laquelle la clinique parle si nettement qu'il nous paraît difficile de ne pas l'accepter.

Or, les conséquences thérapeutiques de cette conception de l'adénite cervicale sont considérables.

Il ne s'agit plus en effet, de combattre une affection locale, de considérer le ganglion malade comme la source de tout le mal, et de le supprimer comme un néoplasme infectant l'organisme. Il faut, ce qui est plus difficile, combattre une maladie générale, procédant par poussées irrégulières, capricieuses et imprévues.

Le traitement des adénopathies cervicales tuberculeuses doit donc être un traitement de longue durée : car à moins d'être d'une ignorance excessive, il est impossible de prétendre honnêtement guérir en quelques semaines ou quelques mois radicalement une tuberculose à manifestation ganglionnaire, articulaire, ou osseuse : l'étude la plus élémentaire des faits est à cet égard démonstrative.

Nous divisons ce travail en deux parties :

La première est consacrée à la médication générale, à laquelle nous devons demander la guérison de l'adénite cervicale, car seule une médication favorisant les réactions de défense de l'organisme peut atteindre ce but

Dans cette première partie, nous donnons les résultats obtenus par les injections de calomel : c'est à ces quelques observations que se limite la part de notre expérimentation personnelle, dans ce chapitre de traitement général. Mais nous avons très largement mis à contribution la très grande expérience de M. V. Menard, notre Maître, qui depuis si longtemps soigne à Berck de nombreux ganglions bacillaires. Nous avons lu pour la partie thérapeutique de nombreux travaux, mais nous nous en sommes tenus aux méthodes que notre maître M. Louis Guinon, médecin de l'hôpital Bretonneau, a bien voulu nous communiquer oralement.

La seconde partie se rapporte au traitement local des adénites : ayant étudié rapidement les applications locales médicamenteuses, nous insistons plus longuement sur les agents physiques, en particulier sur la radiothérapie.

Nous exposons surtout avec détails, la méthode de ponctions évacuatrices et des injections modificatrices. Nous avons eu souvent l'occasion d'expérimenter cette méthode durant notre internat à l'hôpital maritime de Berck et pouvons, de ce fait, apporter notre, contribution personnelle à l'étude de ce précieux mode de traitement.

Les indications des larges ablations chirurgicales, des évidements cervicaux, seront longuement discutés dans un chapitre spécial, ainsi que la technique opératoire : nous rapportons la technique de nos Maîtres de Berck, qui nous a paru très supérieure à celle de la plupart des chirurgiens dont nous avons été à même de voir les résultats.

Enfin nous indiquons le traitement des fistules ganglionnaires et des divers accidents de la cicatrisation.

Notre intention n'est nullement de faire œuvre originale. Si nous avons réussi à exposer clairement les moyens dont nous disposons dans l'état actuel de la science pour le traitement de l'adénite cervicale tuberculeuse, si surtout nous pouvons convaincre ceux qui voudront bien lire cette étude de l'absolue nécessité, de traiter longtemps les tuberculeux ganglionnaires par les moyens médicaux, notre modeste ambition se tiendra pour satisfaite !

PREMIÈRE PARTIE

LES MÉTHODES

du Traitement général de la Tuberculose ganglionnaire cervicale.

CHAPITRE PREMIER

De la nécessité de traiter activement les lésions organiques favorisant habituellement l'entrée du bacille de Koch dans les ganglions cervicaux.

Quand se manifeste cliniquement l'envahissement d'un ganglion ou d'une chaîne ganglionnaire par le bacille de Koch, l'infection bacillaire a de beaucoup dépassé l'obstacle constitué par la barrière ganglionnaire et déjà sont répandus dans l'organisme, bacilles et toxines dont la diffusion se traduit par des signes généraux toujours plus ou moins cliniquement décelables.

En devons-nous conclure que seul importe le traitement général et ne pas chercher à limiter dans l'organisme l'apport des germes pathogènes? Cela serait une grave erreur de thérapeutique. Les faits cliniques et expérimentaux montrent, en effet, quel puissant intérêt nous avons à empêcher de nouveaux bacilles de pénétrer dans l'organisme, autant que nous pouvons le faire. Perez, en effet a montré que deux ou trois passages dans les ganglions rendaient les bacilles capables de donner seulement une infection légère chez les animaux réactifs, qui ne meurent que deux mois et plus après l'inoculation. D'autre part, nous savons que les fonctions du ganglion ne leur permettent pas de lutter indéfiniment.

Les premiers bacilles sont tués, les suivants perdent leur virulence. Mais en sera-t-il longtemps ainsi si un apport incessant de germes morbides vient fatiguer l'activité de défense du tissu lymphoïde ? L'expérience montre le contraire. Ponfick constate la présence de bacilles, partis d'un ganglion dans le canal thoracique. Weigert les rencontre dans une veine. Ces faits démontrent l'utilité de limiter, si cela se peut, l'apport des bacilles dans l'organisme. De plus, qui saurait de façon précise définir en ces cas le rôle des infections secondaires permettant l'évolution de la tuberculose ganglionnaire ?

Quelles sont les voies de pénétration les plus habituelles du bacille de Koch gagnant les ganglions cervicaux ?

Deux ordres de faits sont à considérer.

Dans un premier groupe il convient de ranger toutes les infections aiguës et répétées ou prolongées qui entretiennent un état d'irritation chronique des ganglions dont plus aisée sera la tuberculisation secondaire. Ce sont là des phénomènes connus sur lesquels nous n'avons pas à insister.

Parmi ces infections, citons l'impetigo du cuir chevelu, d'origine parasitaire ou non, l'impetigo retro-auriculaire, les suppurations auriculaires, les folliculites les plus diverses de la nuque ou de la barbe. On voit au cours de ces lésions banales les ganglions s'hypertrophier rapidement, rester longtemps volumineux, pour devenir tuberculeux souvent de longs mois plus tard: ce sont là des phénomènes d'observation courante. H. Martin a nettement démontré l'origine impétigineuse de certaines adénites tuberculeuses: l'impetigo était la porte d'entrée.

Dans un second groupe entrent toutes les causes plus ou moins difficiles à déceler de l'infection ganglionnaire.

De toutes les voies de pénétration la plus anciennement connue, la plus souvent incriminée est la voie dentaire. Cela tient sans doute à deux causes : la première est qu'avant que ne fussent rattachées à la tuberculose les adénites cervicales chroniques, on mettait cette affection sur le compte d'une infection dentaire vague : cela, disait-on, vient sans doute d'une dent. La seconde est que, maintenant que la pathogénie de l'adénite est mieux connue, il répugne à beaucoup de dire: c'est là une lésion tuberculeuse et on préfère incriminer une vague lésion dentaire: c'est commode et nullement inquiétant pour le malade. Nous ne voulons pas dire que la voie suivie par le bacille n'est jamais la voie dentaire : de nombreux travaux démontrent la réalité de cette porte d'entrée.

Hugo Starck à la polyclinique de Heidelberg examine 113 enfants atteints d'adénopathie tuberculeuse. Dans 41 0/0 des cas, il trouve une lésion dentaire en rapport avec une carie dentaire. Il rencontre le bacille dans plusieurs cavités dentaires, et même un follicule tuberculeux dans l'interstice des racines d'une molaire, et Cook, de Chicago, voit le bacille en pleine pulpe.

Nous n'avons jamais trouvé une proportion aussi considérable d'enfants à l'hôpital maritime présentant des ganglions tuberculeux en rapport avec une dent cariée: le nombre est au contraire très grand des ganglionnaires sans carie dentaire aucune. D'ailleurs, toute dent malade n'est pas susceptible de laisser pénétrer des agents pathogènes dans l'organisme.

Certains auteurs déclarent nécessaire d'enlever toute dent qu'ils qualifient de « mauvaise ». Encore est-il nécessaire de dire ce qu'ils considèrent comme dent mauvaise. Pour nous ne doit pas être considérée comme infectante toute dent soignée atteinte d'une carie du premier ou même du second degré, soigneusement désinfectée et obturée. Chez un adulte on ne doit pas faire pratiquer inutilement l'extraction de une ou plusieurs molaires qui peuvent être conservées. Or, il n'est que deux signes qui doivent faire suspecter l'état de la dent et amener son extraction: douleur de la dent soignée et obturée, au chaud et au froid d'une part, et d'autre part sensation d'agacement, d'allongement traduisant une périostite légère alvéolo-dentaire.

Il n'est pas nécessaire de dire que toute dent causant des abcès, ou même déterminant une sensation douloureuse à l'exploration du périoste, doit être enlevée.

Si nous donnons aux lésions dentaires une part si minime dans la pénétration des germes tuberculeux c'est que nous savons combien la muqueuse naso-bucco-pharyngée laisse aisément passer les microbes qui de là peuvent gagner les chaînes cervicales.

Straus a montré combien commune était la présence du bacille de Koch sur la muqueuse bucco-pharyngée. Le bacille a été trouvé dans les cryptes des amygdales palatines normales, séparé du tissu adénoïde par l'épithélium qui revêt les cryptes. Or, s'il est aisé d'imaginer une effraction permettant au bacille de passer dans le tissu adénoïdien, l'expérimentation nous prouve que cette effraction même n'est pas indispensable.

Wissokowicz ayant frotté la muqueuse pharyngienne d'un cobaye avec du coton imbibé de crachats tuberculeux, sans endommager la muqueuse par des frictions excessives vit s'hypertrophier la chaîne ganglionnaire cervicale. L'animal mourut le quarante-cinquième jour et l'examen histologique de la muqueuse pharyngée ne peut déceler aucune trace de l'effraction.

Cornet déposant des produits tuberculeux sur la conjonctive ou la muqueuse nasale obtient des résultats analogues.

Ces faits prouvent clairement que les bacilles peuvent traverser une muqueuse que tout fait supposer être saine. Or, lorsqu'on veut bien considérer combien vaste est la surface muqueuse naso-bucco-pharyngée, on comprend aisément que l'infection doit se produire par son intermédiaire dans l'immense majorité des cas. De plus, combien sont fréquents les catarrhes naso-pharyngées qui peuvent amener dans la muqueuse des perturbations capables d'augmenter sa perméabilité dans de grandes proportions! Les amygdales cliniquement saines peuvent ainsi être tuberculisées : des examens histologiques l'ont démontré. Le Professeur Dieulafoy et M. Lermoyez ont insisté sur ces faits. Toute amygdale suspecte doit être traitée avec soin au cours d'une tuberculose ganglionnaire.

Les végétations adénoïdes, elles aussi, servent parfois

de porte d'entrée du bacille de Koch. M. Brindel examinant soixante-quatre cas de végétations adénoïdes à la clinique du Pr Moure, de Bordeaux, trouve huit fois des lésions indéniables de tuberculose.

Nous ne citons que pour mémoire les cas où la tuberculose ne manifeste cliniquement son action sur les ganglions cervicaux qu'après avoir déjà causé des troubles appréciables dans les os ou les articulations, ou même sur les téguments ; de même dans les cas où préexiste une localisation viscérale, celle-ci est singulièrement plus inquiétante, et c'est à elle et non à l'adénite que s'adressent les premiers soins.

Enfin, comme le remarque M. Broca, il semble que le moment où entre en scène le bacille est difficile à préciser. Souvent, c'est à la faveur de poussées aiguës, inflammatoires non tuberculeuses que se développe l'adénite bacillaire. Mais comment définir exactement le rôle de ces infections, si l'on admet avec Pizzini que 42 0/0 des sujets cliniquement sains ont des bacilles dans leurs ganglions ? On conçoit alors qu'aucune lésion capable d'amener un retentissement ganglionnaire ne soit négligeable au cours du traitement des tuberculoses ganglionnaires : de là les soins minutieux d'hygiène bucco-pharyngée et tégumentaire utiles dans le traitement de cette forme de tuberculose.

En résumé, grâce aux traitements minutieux des lésions muqueuses, amygdaliennes, dentaires, on verra parfois rester stationnaires, puis rétrocéder des adénites jusque-là rebelles à toute médication ou présentant des rechutes inexpliquées et décourageantes.

CHAPITRE II

Le traitement climatérique.

Il est admis par les médecins que tout tuberculeux doit quitter la ville, foyer de contamination continuelle, pour vivre à la campagne.

Là on pourra, grâce à une hygiène rigoureuse, augmenter au maximum les moyens de défense de l'organisme.

L'hygiène du malade atteint de tuberculose ganglionnaire n'a rien de très particulier. Il doit éviter les excès de toutes sortes, les fatigues physiques et intellectuelles. Un exercice modéré, un sommeil prolongé les fenêtres ouvertes, sont, avec le diététique, les points capitaux de la cure hygiénique.

Mais ce qu'il importe de chercher c'est quel est le lieu le plus favorable à la cure d'une tuberculose ganglionnaire.

Tout d'abord, il convient de mettre à part tous les tuberculeux ganglionnaires qui présentent en même temps des lésions pulmonaires. A ceux là conviennent seulement les cures loin de la mer, ou à des plages très abritées comme Hendaye et Arcachon : la cure d'altitude est aussi dans ces cas particulièrement à recommander.

Quant aux tuberculeux ganglionnaires ne portant pas de

lésions pulmonaires, il convient de leur recommander particulièrement les stations climatériques marines.

§ 1. — *La cure marine et les autres cures climatériques. Leur actionphysiologique.*

Les malades atteints de bacillose à localisation ganglionnaire ont besoin de vie au grand air, sous un climat stimulant, tonique, régulier et lumineux : telles sont les qualités principales du climat marin.

Son air est pur, puisque lorsque soufflent les vents du large, il ne contient que de 0 à 100 bactéries par mètre cube au lieu de 3 à 10.000 dans les campagnes et les villes. De plus, il est riche en ozone, car il en contient quatre fois plus que l'air continental. Il est plus doux enfin. Ajoutons qu'il contient des principes salins lorsque le vent vient du large, pulvérisant dans l'atmosphère de l'eau de mer cueillie à la crête des vagues : d'où l'utilité de promenades en bordure de mer, le plus près possible de l'eau.

Le Pr A. Robin et M. Binet ont bien montré les résultats de la cure marine sur l'organisme : l'appétit augmente, le cœur et la respiration se ralentissent. La perspiration cutanée et la diurèse augmentent : les hématies augmentent de volume.

Pettenkoffer et de nombreux auteurs ont trouvé une diminution de la production d'acide carbonique la nuit et une augmentation d'absorption de l'oxygène : d'où cette conclusion que l'organisme fait provision d'oxygène durant le jour et le consomme durant la nuit.

Les échanges généraux augmentent en bloc, et cette augmentation porte pour une forte part sur les échanges azotés (augmentation du rapport de l'urée du résidu total), de l'azote de l'urée à l'azote total, diminution de l'acide urique.

La déminéralisation totale diminue ainsi que la quantité de matière organique nécessaire pour la mobilisation de l'azote organique. Cette diminution porte surtout sur la déminéralisation des protoplasmas.

L'utilisation du phosphore alimentaire est meilleure.

La consommation des matières albuminoïdes augmente très notablement et dépend non d'une plus grande masse organique, mais bien d'une meilleure amélioration de ces principes.

Tous ces phénomènes sont beaucoup plus accentués au début et peu à peu s'attenuent : d'abord dominent les phénomènes d'activité désassimilatrice, puis l'équilibre s'établit, et enfin apparaît la suprématie de l'assimilation, d'où l'augmentation secondaire de poids.

Mais le climat marin est très variable selon les régions, à cause de la direction des vents, de l'état hygrométrique, de la brise saline et de la luminante. Ces points ont été bien mis en lumière par notre ami Calvé, ancien interne des Hôpitaux de Paris, chirurgien assistant de l'hôpital maritime de Berck, en une conférence faite à Manchester, en mars 1909.

Certaines régions maritimes ont une température douce, des vents du large rares et de ce fait n'ont qu'un climat sédatif. Ces plages seront très propices à la cure des adénites bacillaires chez les sujets porteurs de tuberculose pulmonaire. Telles sont les plages du sud de la Bretagne et de l'Angleterre, tel est le littoral Méditerranéen.

Lors du Congrès de la tuberculose, en 1905, M. Charles Leroux apporta le résultat de deux Sanatoria marins de la Méditerranée, Banyuls et Saint-Trajan. Sa statistique porte sur 390 cas de ganglions cervicaux tuberculeux. Voici les résultats obtenus :

240 guérisons, soit: 75 % en 479 jours en moyenne.

60 améliorations, soit: 18,75 % en 192 jours en moyenne.

L'état est resté stationnaire pour le reste des malades, restés seulement en moyenne deux mois. Enfin, une aggravation fut constatée : ce sont là des résultats intéressants, car, en réalité, les climats sédatifs sont beaucoup moins actifs que les climats rudes et stimulants pour la cure des tuberculoses dites locales. Il leur faut une station marine non abritée, très largement ouverte aux vents du large, orientée de telle sorte que la majorité des vents viennent de la mer, lumineuse, c'est-à-dire sans brumes : à cause de cela sera contre-indiquée la côte ouest de l'Angleterre.

Enfin, il convient d'avoir une température ni trop douce, ni trop froide.

Or, toute la vaste plage étendue de la Canche au nord à l'Authie au sud, répond merveilleusement aux divers desiderata : c'est la plage de Berck, à orientation nord-sud. Vers la terre, elle se continue dans de larges plaines plates, sans collines. La mer se retire loin et de ce fait laisse à marée basse une grande étendue de sable mouillé, condition particulièrement favorable à la cure marine.

Les vents du large dominent (sud-ouest, ouest, nord-ouest) du fait même de l'orientation de la plage. Or ces vents sont fréquents. Ils existent dans 60 % des cas. Il est instructif de faire comme Calvé, la comparaison de Berck avec d'autres stations marines, par rapport à cet état des vents. Ajoutons que le calme n'y est observé que dans la proportion de 1 °/₀.

A Nice, les vents maritimes existent dans une proportion de 25 °/₀ avec 5 °/₀ de calme.

A Biarritz, il y a 21 °/₀ de vents marins, 5 °/₀ de calme.

A Margate (annual report of the Meteorology), 24 à 25 °/₀ de vents du large.

C'est à l'absence de collines derrière Berck qu'on peut attribuer la rareté de la brume et de la pluie, rare à Berck, rare durant la journée, survenant en général par averse, dans la nuit, lorsque la mer est haute, vers 2 heures du matin, en particulier.

La très spéciale luminosite de Berck est due à sa richesse en rayons violets et ultra-violets réfléchis par la mer et l'immense surface de sable qui constitue la plage.

La température est donc régulière.

La moyenne est de 10° centigr. à Berck.

Elle est de 13° à Biarritz et de 14,7 à Nice.

C'est le point de France ou la fraîcheur est la plus nette en été (17°), car l'isotherme d'été le plus bas de France est tangent à la côte du Pas-de-Calais, entre Saint-Valéry et Boulogne.

Par contre l'isotherme d'hiver qui croise Berck aboutit à Avignon (5°).

Ce régime spécial de la côte Française est dû au Gulf-Stream dont l'action intermittente est liée à la direction du vent. On voit, en effet, que ce courant chaud ne passe pas dans le Pas-de-Calais, et se dirige de la pointe de Bretagne vers la côte ouest d'Irlande. En été, le vent soufflant surtout de l'ouest et du nord-ouest, n'apporte pas à Berck les effluves chaudes du Gulf-Stream. Mais, au contraire les vents d'hiver viennent du sud-ouest, et de ce fait sont réchauffés par leur passage sur le courant chaud du Gulf-Stream. De ce fait, les écarts de température sont à Berck des plus minimes. Entre la température moyenne du mois le plus froid et la moyenne du mois le plus chaud, il n'y a qu'une différence de 10° centigrades. Or elle atteint 12° à Biarritz et 14° à Nice.

Berck : Hiver 5°85 centigrades.
Eté 16°

Biarritz : Hiver 7°7 centigrades.
Eté 19°7.

Nice : Hiver 7°7 centigrades.
Eté 22°.

Le climat Berckois est donc un climat tempéré, à grand vent, ce qui contre-indique de façon absolue l'envoi sur cette plage de tuberculeux pulmonaires. On voit par cette courte comparaison avec les stations maritimes diverses. combien le climat de Berck est préférable à tout autre, du fait de son activité, dans la cure des tuberculoses ganglionnaires, osseuses ou articulaires. Mais il est contre-indiqué absolument aux maladies pulmonaires : Arcachon est alors la plage de choix.

Quels résultats donne la cure d'altitude, comparée à la cure maritime ? Il est difficile de faire une réponse très précise, car les indications diffèrent sensiblement. Il existe depuis relativement peu de temps, des sanatoria alpestres pour la cure des tuberculoses dites chirurgicales. De plus si nous étudions les travaux de M. Rollier de Leysin et en particulier sa très intéressante communication au Congrès de Rome, nous voyons que cet auteur donne à la cure d'air un rôle difficile à préciser, à cause de l'action lumineuse, pour lui considérable : nous reprendrons donc ce sujet en traitant de l'héliothérapie. En tout cas les résultats de la cure d'altitude n'ont rien d'impressionnant et semblent bien au-dessous des résultats de la cure marine. M. Rollier de Leysin, n'a publié en 1907, qu'une statistique ganglionnaire portant sur fort peu de cas ; onze malades ont été observés par lui, traités par la cure d'altitude, l'héliothérapie et la tuberculine : sans donner de renseignements plus détaillés, M. Rollier nous dit que sur huit adénites suppurées, six furent guéries, que sur trois non suppurées deux furent guéries. Les trois autres cas furent seulement améliorés ; nous ne savons ni la durée de la cure, ni si ce que l'auteur entend par guérison. Est-ce la résorption totale de l'adénite, ou, ce qui nous semble plus probable, sa disparition partielle, laissant un noyau sclérosé ? En tout cas, la statistique, 72. 75 °/₀ de guérison avec les méthodes de cure à l'altitude reste inférieure aux résultats de Saint-Trajan et de Banyuls, 75 °/₀ de guérison, stations pourtant très inférieures aux plages plus exposées.

Mais en dehors de la cure marine, sont indiquées encore les eaux chlorurées sodiques, telles Bourbonne, qui donne 62,7 °/₀ de guérison d'adénite.

Les eaux sulfureuses, d'après Cabrol et Taminier donnaient 67 °/₀ de succès. Notre collègue et ami Flurin, de

Cauterets, nous a dit avoir vu des résultats rapides obtenus dans cette station pour la cure des adénites. Uriage, Barèges, sont également des stations propices au traitement de la tuberculose ganglionnaire.

Enfin les eaux arsénicales de la Bourboule ont fait leurs preuves et les résultats de la cure dans cette station sont des plus encourageants.

Il est diverses manières d'envisager la cure climatérique des adénites cervicales bacillaires.

Certains auteurs pensent que la cure marine doit être prolongée et continue. D'autres croient que sans inconvénient, et peut être même avec avantage, on peut passer quelques mois à la mer, le reste de l'année à la campagne : ce sont là des points controversés sur lesquels nous n'avons pas d'opinion bien établie. En tout cas il est excellent pour les malades atteints de tuberculose ganglionnaire, de passer quelques mois à la mer chaque année. D'ailleurs il est souvent impossible de laisser d'une façon continue les malades à la cure marine, pour des saisons extra-médicales : à notre avis plus la cure est prolongée et meilleur est le résultat.

Il serait à désirer que tous les malades pussent suivre la cure climatérique et hydro-minérale préconisée par le Pr Robin qui, joignant l'utile à l'agréable, transporte ses malades de villes d'eaux en villes d'eaux, de façon à ce que leur séjour en chacune d'elle coïncide, avec la période où elle est la plus agréable : « En mars, départ pour Biarritz. Là, outre qu'ils jouiront du climat marin, éminemment tonique, ils vivront en plein air, et tireront un gros bénéfice des bains d'eaux de Briscous, dont la minéralisation en chlorure de sodium, de magnésium et de calcium est particulièrement riche.

« Le séjour à Biarritz se prolongerait jusqu'au 1er mai. Rentrant chez lui aux environs de cette date, le malade en repartirait un mois et demi après pour la Bourboule, où il ferait du 15 au 30 juin, une cure arsénicale comprenant boissons et bains. Là se produirait un accroissement de l'appétit, un réveil des forces, de l'énergie vitale avec augmentation de poids jusqu'à la fin du traitement.

« Du 10 juillet au 15 septembre le malade irait à la mer sur les bords de la Manche, pour filer ensuite directement à la Riviera du 15 septembre à mars.

« Ce traitement hydrominéral et climatérique, seuls les privilégiés de la fortune peuvent le suivre, constate mélancoliquement le Pr Robin. C'est évidemment regrettable, mais si les malades atteint d'adénite cervicale tuberculeuse pouvaient tous faire une cure marine, à l'exclusion même de toute autre, nous pourrions nous tenir comme satisfaits, car la supériorité de cette dernière est indéniable.

En dehors des manifestations pulmonaires de la tuberculose, existe-t-il des contre-indications nettes de lacune marine pour la cure de la tuberculose ganglionnaire ?

M. H. Barbier pense que même dans des climats doux comme celui d'Hendaye, il peut être dangereux de soumettre d'emblée au traitement marin des adénites récentes et douloureuses, ou même très volumineuses. Il redoute l'éclosion de généralisation tuberculeuses, et surtout il craint que ne se réchauffent les adénites trachéo-bronchiques si fréquentes au cas de tuberculose ganglionnaire cervicale. Mais lors de la discussion de ce point intéressant à la Société d'études sur la tuberculose, le Pr A. Robin d'une part, M. Kuss d'autre part, montrèrent nettement, par l'observation des adénites tuberculeuses traitées à Berck, l'inanité de telles craintes. Certes des enfants succombent, qui sont atteints d'adénite bacillaire, mais ceux-là seulement meurent avec des phénomènes de méningite, qui présentaient des lésions tuberculeuses graves des organes internes.

§ 2. — ***Comment agit cliniquement la cure climatérique et en particulier la cure marine.***

Tout d'abord il convient de préciser comment on doit étendre la cure marine au cas d'adénite cervicale.

Comme le malade peut marcher, il lui faut faire de longues promenades le plus près possible de l'eau. En effet c'est ainsi qu'il pourra tirer un maximum du profit des effluves salines, surtout quand le vent du large vient pulvériser les particules salines, enlevées à la crête des vagues : une véritable imprégnation saline peut ainsi être obtenue, dont le résultat est excellent.

Le malade se reposera près de l'eau. Il pourra rester assis, ce qui est possible même en hiver, grâce à la douceur du climat en certains points. Enfin la nuit les fenêtres seront largement ouvertes, les ouvertures étant au sud autant que possible. Quand la saison le permet les bains en mer sont des plus utiles. En hiver les bains d'eau de mer chaude le remplaceront de façon satisfaisante : les enfants de l'Hôpital Maritime y sont conduit en hiver deux fois par semaine.

Pas de fatigues physiques, repos intellectuel et repos génital, telles sont les conditions nécessaires et indispensables de toute bonne cure des adénites ganglionnaires tuberculeuses.

Durant les premiers jours de la cure climatérique, en particulier de la cure marine, on constate dans l'immense majorité des cas, une poussée nette, parfois même assez violente : les lésions de micro-poly-adénite augmentent, et les petits ganglions durs et libres deviennent douloureux et un peu empâtés.

Les micro-adénites s'entourent de péri-adénites et augmentent : ainsi font tous les ganglions durs. Quant aux grosses masses ganglionnaires, il n'est pas rare de les voir se caséifier et se ramollir durant les premières semaines. C'est sans doute ce qui a fait dire à M. Baldy, de la Rochelle, que la mer est contre-indiquée aux adénites enflammées et à M. H. Barbier que le climat marin est dangereux, puisqu'il ramollit les gros ganglions.

M. V. Ménard a surtout constaté cette irritation chez les malades présentant ces exulcérations de la face et du cuir chevelu, qui fait partie du tableau de la scrofule, fissure des lèvres, eczéma des narines, des plus auriculaires. « Quel que soit l'explication que l'on donne du fait, la poussée des premiers jours d'aération maritime se calme au bout de deux ou au plus trois semaines et le caractère froid de l'engorgement redevient ce qu'il était auparavant. »

Nous n'apportons pas d'observations de ces faits, qui sont d'une observation courante. Du reste on en verra plusieurs fois des exemples dans les cas que nous rapporterons par la suite.

Comment évoluent les lésions ganglionnaires cervicales au bord de la mer, après cette plaie d'imitation initiale ? C'est ce que nous allons essayer de montrer en envisageant les divers cas qui peuvent se présenter.

La très grande expérience de M. Ménard chirurgien en chef de l'Hôpital Maritime et de nos amis Andrieu et Calvé, anciens internes des hôpitaux de Paris, chirurgiens assistants de l'Hôpital Maritime, nous a servi de guide en cette étude qui doit reposer sur une longue observation de faits nombreux.

1° La polymicroadénopathie avec ses ganglions du volume d'un pois à celui d'un grain de chènevis évolue, avec rapidité du bord de la mer. En général les malades de cette catégorie arrivés à Berck avec un état général médiocre, partent guéris de façon complète au bout de cinq à six mois : les ganglions sont complètement devenus imperceptibles. Sans doute ont-ils subi la dégénérescence graisseuse, que Rubens-Duval et Fage ont montré être l'aboutissant naturel du ganglion, cette transformation adipeuse du ganglion lymphatique étant analogue à l'évolution de la moelle rouge changée en moelle jaune.

2° La mono-adénite dure, non suppurée, diminue de la moitié, de deux tiers, ou même de trois quarts en huit ou dix mois, mais persiste indéfiniment. Le contenu caséeux ne se résorbe qu'à la longue. M. Ménard constate souvent sa persistance jusqu'à l'adolescence, ce qui indique des précautions hygiéniques prolongées pour ces malades.

3° La poly-adénite avec péri-adénite évolue assez vite. En quelques mois l'œdème qui confond tous les ganglions en une masse unique, disparaît peu à peu. Devenus distincts les ganglions sont mobiles, roulant sous le doigt. Puis ils diminuent, mais persistent indéfiniment. Pour atteindre une guérison effective, il faut deux ou trois années, plus parfois.

4° Le ganglion ramolli évolue vers l'ulcération, comme partout ailleurs, et même plus rapidement : aussi convient-il de le surveiller attentivement et d'utiliser la médication locale appropriée, hâtivement.

5° Quand arrivent à Berck des ganglions suppurés, fistuleux, deux cas sont à considérer.

Ou bien la fistule répond à un ou deux ganglions et alors on voit l'amélioration survenir rapide avec quelques soins appropriés, ou bien l'ulcération repose sur de nombreux ganglions suppurés, et une intervention devient utile, sans quoi les accidents se succèdent, interminablement.

La guérison des fistules à la mer est sûrement beaucoup plus rapides, car, dit M. Ménard, « si ces fistules guérissaient bien partout, j'en verrais sans doute un moins grand nombre se cicatriser en quelques semaines au bord de la mer, après avoir persisté plusieurs mois ailleurs en s'aggravant. »

6° Enfin la tuberculose multi-régionale affectant la forme de grappes volumineuses cède peu, et la santé générale se relève difficilement.

§ 3. — *Pronostic des adénites tuberculeuses cervicales améliorées par la cure marine.*

Dans tous ces cas il convient de se rappeler qu'en dehors des cas où les ganglions petits et durs disparaissent complètement ou deviennent presque imperceptibles, une rechute reste à craindre, si de longs mois de séjour à la mer n'ont pas été consacré à la cure. En tout cas il est bon, pas mesure prophylactique, de faire chaque année passer quelques semaines à ces malades au bord de la mer, ce qui permet dans beaucoup de cas d'éviter toute rechute, cela de façon définitive et d'obtenir une guérison complète de la lésion ganglionnaire et d'éviter d'autres manifestations tuberculeuses.

CHAPITRE III

Diététique et thérapeutique médicamenteuse.

§ 1. — *Alimentation du malade atteint d'adénite cervicale tuberculeuse.*

La diététique a pour but dans ces cas d'aider l'organisme à combattre l'infection bacillaire, sans pour cela fatiguer l'estomac.

M. L. Guinon, notre Maître de l'Hôpital Bretonneau, pense que la viande crue a une action des plus efficaces et il fait absorber chaque jour au moins 60 grammes de viande de mouton pulpée.

On peut instituer ainsi le régime d'un tuberculeux ganglionnaire :

Le matin, potage au lait avec des pâtes, tapioca, vermicelle, sagou, ou des farines de céréales : ces potages doivent être assez épais.

Au repas de midi, viande grillée ou rôtie, en quantité relativement peu considérable par rapport aux autres aliments. On insistera particulièrement sur l'importance de pâtes alimentaires, nouilles, macaroni, riz au lait ou au gras : ce sont là des aliments dont la plus grande partie est absorbée, sans qu'il y ait pour cela un travail considérable de l'estomac. Les pommes de terre en robe de chambre, avec beaucoup de beurre frais, les œufs frais à la coque sont également des aliments très recommandés.

Les purées de légumes, de lentilles en particulier, de pois, de haricots, de maïs, donnent les meilleurs résultats nutritifs.

Quant aux poissons, tels la sole, la barbue, le turbot, leur valeur nutritive est considérable. Mais la richesse en phosphore des huîtres en fera un élément qu'il convient de ne pas dédaigner. On préfèrera à toute autre espèce, l'huître dite Portugaise, qui contient une quantité de liquide très considérable.

Ce sont surtout des ris de veau, des cervelles, du jambon, qui seront donnés aux malades jeunes en dehors des aliments déjà cités.

Tous les aliments sucrés, les crèmes diverses, le pudding au riz ou à la semoule, les confitures, surtout les gelées de fruits, sont à recommander. Les fromages blancs, le petit suisse, la crème fraîche sucrée, sont d'une excellente alimentation.

Le soir, le repas sera le même, mais on aura avantage à le faire commencer par du bouillon de bœuf, qui est un eupeptique puissant.

Il semble que les aliments gélatineux, tels que la tête de veau, pieds de porc, oreille de cochon, gelée de viande, jouent un rôle appréciable dans l'alimentation des tuberculeux ganglionnaires. C'est du moins l'opinion du Pr A. Robin.

Enfin, au cas où l'on désirerait faire de la suralimentation rapide, il convient de donner à de courts intervalles de petites quantités de lait additionné de crème fraîche, comme a coutume de le faire notre Maître W. Oettinger.

§ 2. — *Il n'est pas besoin de beaucoup de médicaments pour traiter les manifestations ganglionnaires de la tuberculose.*

Le plus anciennement employé reste le meilleur dans beaucoup de cas : c'est l'huile de foie de morue. D'après Lebert, ce médicament serait connu depuis l'antiquité, et Pline en ferait mention. Sa grande vogue ne date en France que du milieu du siècle dernier, mais les résultats qu'il a donnés sont si satisfaisants, qu'il est difficile de n'en pas faire usage. La quantité d'huile de foie de morue donnée au malade est variable selon la tolérance gastrique des individus. Mais, en augmentant progressivement la dose, on arrive aisément à faire absorber chaque jour plusieurs cuillerées à soupe. Il est d'ailleurs facile d'augmenter la valeur thérapeutique de l'huile de foie de morue en ajoutant dans chaque cuillerée à soupe une goutte de teinture d'iode.

L'huile doit être donnée de préférence après les repas, ou au milieu du repas : elle est ainsi beaucoup mieux tolérée qu'elle ne le serait le matin à jeun. Enfin, durant l'été, il convient de le remplacer par le sirop iodo-tonnique, excellente préparation qui reste indiquée dans la majorité des cas. Il faut en faire des cures discontinues.

L'iode est également un médicament précieux. Le sirop iodo-tonnique est une excellente préparation. Mais la teinture d'iode, à la dose de dix à vingt gouttes par jour, comme la donnait aux enfants Guinon de Mussy, de quarante à cinquante chez l'adulte, n'est pas une préparation négligeable. On ajoute la teinture d'iode à du lait sucré ou à du vin rouge.

Les phosphates, l'acide phosphorique sont utiles dans la cure de la bacillose ganglionnaire.

L'arsenic est le troisième médicament le plus souvent ordonné dans la cure de l'adénite. Nous avons déjà parlé de la cure à la Bourboule. L'administration des arsenicaux donne les résultats les plus encourageants.

Certains auteurs préconisent le cacodylate de soude, en injection sous-cutanée, par série de huit injections de 5 centigrammes : telle est l'opinion du Pr Robin.

Beaucoup d'auteurs, et parmi eux notre Maître J. Darier et M. Brocq, médecin de Saint-Louis, préfèrent au cacodylate, l'arseniate de soude, absorbé par la bouche, on injecte sous la peau, à la dose de 1/2 centigramme à 1 centigramme par jour chez l'adulte.

Sous le nom de solution arsénicale phosphorée, notre Maître Guinon ordonne à l'hôpital Bretonneau une préparation que nous avons expérimentée également à l'hôpital maritime de Berck et dont nous avons obtenu de bons résultats. Cette préparation contient du phosphate de chaux, de soude, de sel marin et de l'arséniate de soude ; elle nous a paru agir de façon très active.

La liqueur de Foweler est aussi très utilement ordonnée par beaucoup de médecins. Enfin il convient de ne pas oublier la cure de récalcification de ces malades et sur ce point insiste particulièrement M. Guinon qui ne manque pas d'ordonner les sels de chaux, phosphate de chaux en particulier.

Comme dans le traitement de toute tuberculose, il faut ne pas multiplier les absorptions médicamenteuses, se rappeller que par dessus tout il importe de conserver au malade un bon fonctionnement gastrique, et s'en tenir au vieux principe : *pauca sed selecta et probata remedia.*

CHAPITRE IV

Action du calomel en injection intra-fessière dans l'adénite cervicale tuberculeuse.

L'étude anatomo-pathologique du ganglion lymphatique montre dans un premier stade une prolifération intense de l'élément lymphoïde, c'est-à-dire des cellules des sinus et des follicules. Puis une effraction se produisant, des phénomènes d'irritation sont déterminés dans le tissu conjonctif du voisinage et alors apparaît cette péri-adénite souvent très marquée, empêchant toute délimitation exacte du ganglion, confondant souvent en une masse énorme et indivise des groupes ganglionnaires composés de plusieurs éléments. Or cette infiltration de voisinage est composée de lymphocytes et aussi d'amas plasmatiques, comme tous les tissus réagissant à une infection lente.

Nous avons voulu essayer le calomel au cas de péri-adénite, parce que nous connaissions l'activité de ce médicament qui fait fondre les amas plasmatiques dans les cancers, le lupus, les sarcoïdes, et que nous ne considérons nullement son action comme limitée à la cure de lésions syphilitiques.

Or l'expérimentation est venue confirmer nettement cette conception thérapeutique. L'action du calomel a été nette et la péri-adénite a été supprimée rapidement. Il s'est produit d'ailleurs une action minime sur le tissu lymphoïde du ganglion, qui a un peu diminué ; mais en somme si l'action dissolvante sur le péri-adénite est incontestable, l'activité de la médication sur l'adénite elle-même a été des plus médiocres.

Obs. I. — T. Marie-Eugénie, 13 ans. *Soignée à Berck, depuis huit mois. Bon état général. Pas de carie dentaire.*

1° Adénite sous-maxillaire gauche, largement fistulisée, bords décolés, fond sphacélé, grisâtre, irrégulier.

2° Adénite suppurée pré-auriculaire gauche, traitée par des injections modificatrices. La peau est rouge, tendue, sans qu'il y ait de liquide dans le ganglion : gros empâtement péri-ganglionnaire.

3° Masse du volume d'un gros œuf de poule dans la région coloïdienne supérieure droite, occupant l'espace compris entre la mastoïde et le plan passant par le troisième anneau trachéal. Cette masse n'est pas adhérente à la peau. On y perçoit avec difficulté deux ganglions principaux, mais il est impossible de la délimiter, à cause de la péri-adénite qui est très marquée, et de l'empâtement très étendu.

4° Petits ganglions perceptibles aux deux chaînes carotidiennes jusqu'à la clavicule.

14 *septembre* 1909. — Injection intra-fessière de cinq centigrammes de calomel.

10. — Les ganglions non ulcérés semblent moins volumineux : ils sont plus mobiles qu'au premier examen. Le ganglion ulcéré s'élimine comme précédemment, mais les bords semblent s'accoler. Les lésions de péri-adénites diminuent sensiblement.

21. — Nouvelle injection de cinq centigrammes de calomel. A l'examen on voit :

1° La grosse masse carotidienne droite est maintenant nettement divisée, et on y perçoit deux masses ganglionnaires, très nettes, sans qu'on puisse encore dire si elles sont formées de un ou plusieurs ganglions. La péri-adénite a presque disparu, sauf pourtant à la partie inférieure de la masse ganglionnaire.

2° Pas de diminution des ganglions durs ou mous des chaînes carotidiennes.

3° Les bords de l'adénite sous-maxillaire gauche sont recolés, la périphérie n'est plus empâtée, le fond est régulier et rouge.

4° Peu de modifications de l'adénite péri-auriculaire, dont le liquide se reproduit lentement.

25. — Les ganglions carotidiens de la grosse masse située à droite devenant distincts, mais il y a encore trop de péri-adénite pour qu'il soit possible de les délimiter. La partie inférieure de cette masse semble en voie de ramollissement.

Le 30 *septembre*. — La péri-adénite a complètement disparu par tous les ganglions : la masse ganglionnaire droite apparaît sous forme de sept ganglions du volume d'une noisette à celui d'un œuf de pigeon : on va traiter par les injections modificatrices les plus volumineuses.

Aucune modification des ganglions durs ou des ganglions ulcérés.

Dernière injection de calomel.

Le 20 *décembre*. — La péri-adénite ne s'était pas reproduite et les ganglions restaient durs. Deux avaient été traités et vidés par des ponctions évacuatrices et des injections modificatrices.

Obs. II. — H. Marthe, 13 ans et demi. *Entrée le 7 juillet* 1907.
Bon état général. Pas de carie dentaire

A gauche grosse adénite carotidienne supérieure du volume d'un œuf de pigeon, impossible à délimiter de façon précise, du fait de la péri-adénite très étendue.

Chaîne de ganglions carotidiens du volume d'une noisette, durs, mobiles. Deux ganglions sous-maxillaires gauche, gros comme des noisettes, mobiles.

A droite un ganglion carotidien sous-angulaire, gros comme une noisette avec péri-adénite, sans adhérence de la peau, et un ganglion carotidien inférieur mobile, gros comme une noisette.

14 *septembre*. — Injection intra-fessière de cinq centigrammes de calomel.

16. — Pas de modification appréciable.

21. — La péri-adénite a presque disparu. Tous les ganglions sont mobiles, mais un certain degré d'empâtement persiste encore surtout à gauche. Seconde injection de cinq centigrammes de calomel.

28. — Toute péri-adénite a disparu complètement. Tous les ganglions semblent diminués de volume. A gauche en particulier, les plus volumineux ont le volume d'un pois. Les ganglions paraissent plus durs qu'ils ne l'étaient avant la cure de calomel, peut-être parce qu'ils étaient alors entourés d'une zone peu nette de péri-adénite.

Obs. III. — Ch. Suzanne, 13 ans. *Soignée à Berck depuis six mois. Très bon état général. Très belle dentition.*

Adénopathie de la région carotidienne supérieure droite, multi-ganglionnaire non suppurée. Le ganglion le plus volumineux est au-dessous de l'angle du maxillaire. Il atteint le volume d'un œuf de pigeon et est entouré d'une zone considérable d'empâtement. Les autres ganglions sont mobiles, du volume d'un pois.

A gauche dans la région carotidienne supérieure sont deux ganglions du volume d'un œuf de pigeon, le supérieur ayant une péri-adénite plus marquée que l'inférieur : pas d'adhérence de la peau aux plaies profondes.

La chaîne carotidienne inférieure gauche est constituée de petits ganglions très mobiles, durs, du volume d'un pois.

Le 14 *septembre* 1909. — Injection intra-fessière de 5 centigrammes de calomel.

Le 21. — Pour tous les ganglions, la péri-adénite a diminué et tous sont plus ou moins mobiles.

Aucun des ganglions dépourvus de péri-adénite n'a diminué de volume. Injection de 5 centigrammes de calomel.

Le 28. — Tous les ganglions sont devenus durs, mobiles, roulent sous le doigt, sans empâtement aucun, mais ils ne paraissent pas avoir diminué de volume de façon cliniquement appréciable.

Obs. IV. — Do., Alice 14 ans. — *Entrée le 7 juillet 1909. Bon état général. Pas de lésions dentaires.*

A droite, Adenite carotidienne supérieure avec péri-adénite, du volume d'un œuf de pigeon. Péri-adénite peu marquée. Pas d'adhérence à la peau. Petits ganglions carotidiens inférieurs, durs et mobiles. Cicatrice dans la région carotidienne.

A gauche ganglions sous-cutané avec envahissement de la peau, rouge. Nombreux ganglions durs, avec empâtement sur toute la chaîne carotidienne.

14 *septembre*. — Injection de 5 centigrammes de calomel.

16. — Aucune modification.

20.— Diminution sensible de la péri-adénite pour tous les ganglions.

Le ganglion qui a gagné la peau ne contient pas de liquide.

Injection de 5 centigrammes de calomel.

26. — Tous les ganglions ont perdu leur péri-adénite. Le ganglion qui a gagné la peau l'a ulcérée : la pression amène au dehors des masses caséeuses.

28. — Les ganglions sont durs, mobiles, et de plus ils paraissent diminués de volume, à l'exception du ganglion carotidien inférieur qui n'a pas regressé.

Si nous considérons ces diverses observations nous voyons :

1° Que l'action du calomel s'est montrée rapide et efficace sur tous les cas d'adénite avec empâtement marqué, péri-adénite plus ou moins étendue ;

2° Que le calomel semble avoir eu une action sérieuse, quoique très peu marquée sur les lésions ulcéreuses.

3° Enfin il n'a donné aucun résultat sur les ganglions

durs, mobiles, ne présentant aucune péri-adénite : en somme pas d'action sur le ganglion lui-même, mais seulement sur la zone d'irritation et de réaction-cellulaire périganglionnaire.

Quelles sont les indications de cette méthode thérapeutique ? Elles apparaissent comme très restreintes. Pourtant elles rendraient de grands services au cas de masse ganglionnaire volumineuse, empâtée, dont on ne sait pas de façon précise la composition, qu'on suppose polyganglionnaire sans jamais l'affirmer. En somme la cure de calomel est le premier temps de divers interventions, soit qu'on veuille agir par ponctions et par injections modificatrices, soit qu'on veuille pratiquer une extirpation chirurgicale, rendue singulièrement plus pénible par l'empâtement péri-ganglionnaire.

CHAPITRE V

Les sérums dans la cure de l'adénite bacillaire.

Il ressort de l'étude des observations parues dans ces dernières années, des dernières réunions scientifiques qu'il n'existe pas de sérothérapie de la tuberculose à l'heure actuelle. Nous ne possédons pas de remède spécifique contre la tuberculose. Ce n'est pas ici le lieu de reprendre l'histoire de l'étude des sérums antituberculeux : nous nous contenterons de rapporter les résultats donnés par le sérum de Marmoreck d'une part, par le sérum d'Arloing, d'autre part, parce qu'ils sont les plus connus. M. Jousset pourtant, expérimente et fait usage d'un nouveau sérum dont les effets semblent parfois remarquables : nous ne l'avons pas employé au cours de l'adénite bacillaire ; il est encore à l'étude, et son auteur est un savant trop consciencieux pour publier des résultats prématurés.

§ 1. — *Sérum de Marmoreck.*

Les lésions sont d'autant plus rebelles qu'elles sont plus anciennes, ce qui s'explique par le peu d'action d'une médication, quelle qu'elle soit sur une lésion scléreuse, organisée.

La voie sous-cutanée et la voie rectacle peuvent être employées. Frez, de Davas, les associe.

Par voie sous-cutanée on injecte à chaque fois 5 centimètres cubes de sérum, et tous les deux jours on recommence, jusqu'à 50 ou 60 fois.

Par voie rectale on injecte 5, 10, 20 centimètres cubes tous les jours. Il faut injecter très haut le sérum.

Les accidents sont rares par voie rectale, plus commun par voie sous-cutanées. Ce sont des érythèmes, orties ou scarlatiniformes, de plus ou moins grande durée. Après les injections sous-cutanées on peut observer des tuméfactions très pénibles pour le malade, au niveau de la piqûre. Cela même peut obliger à cesser le traitement.

Quelqu'ait été le mode d'action du sérum de Marmoreck il semble avoir eu une action dans un grand nombre de cas de tuberculose ganglionnaire. Nous citerons seulement les observations et leurs auteurs, regrettant de n'avoir pas eu le temps d'acquérir une expérience personnelle des résultats de cette méthode, sans doute utile adjuvant de la médication générale antibacillaire.

Dubard, de Dijon, obtient dans deux cas de bons résultats, en 1905.

Van Huellen en 1906 traite quatre adénites, a trois guérisons et un insuccès.

Ulmann en 1906 améliore deux adénites, en guérit cinq et n'a pas d'insuccès.

G. R. Rubenstein, de Kew, tout en considérant le sérum comme un agent non spécifique, traite et améliore une adénite bacillaire.

H. M. Hymons et Polak-Daniels guérissent deux ganglions en 1907.

Wohlberg, cette même année essaye quatre fois le sérum de Marmoreck et a quatre échecs.

Mori améliore beaucoup trois adénites en 1908.

P. Glaesner obtient une grande amélioration dans deux cas.

Straus emploie le sérum après extirpation des ganglions. Il obtient un résultat remarquablement rapide.

E. Wein a une statistique moins optimiste, car s'il guérit sept ganglions, huit sont seulement améliorés et trois sont nettement aggravés

Comme on le voit le sérum de Marmoreck a donné des résultats. Mais étant donné que les malades traités étaient en même temps soumis soit à la cure d'altitude, soit au moins à la surlimentation, il est difficile de dire la part de la médication dans les résultats obtenus.

§ 2. — *Sérum d'Arloing.*

MM. Arloing et Dumarest ont dans quatre cas, traité par leur sérum des malades atteints de tuberculose ganglionnaire.

Ces auteurs injectent chaque jour sous la peau, un centimètre cube de leur sérum.

Les résultats obtenus dans la cure des adénites bacillaires sont vraiment peu encourageants.

Un malade est traité par quarante-cinq injections de sérum. Il présente une réaction locale et générale et est très amélioré.

Trois autres sont soumis à la médication sans aucun résultat. L'un d'eux subit le traitement durant six mois : le nombre des injections pratiquées n'est pas rapporté.

Les deux autres reçoivent chacun six injections, en 21 et 26 jours.

Encore qu'ils soient peu encourageants, nous tenons à donner les résultats de la sérothérapie, parce qu'il est probable que c'est elle qui nous donnera le remède antituberculeux cherché.

Il convient de ne pas s'abuser sur la valeur des sérums dont nous disposons actuellement, aucun n'étant un agent spécifique antituberculeux : sans doute leur action est due à une modification heureuse du milieu humoral.

Par malheur ces méthodes à actions mystérieuses sont fertiles en déboires.

Tantôt, dans des cas comparables, elle donne des résultats excellents, tantôt leur action est nulle, tantôt elle est nuisible.

On sait depuis longtemps qu'il n'est pas indifférent d'introduire dans l'organisme par voie sous-cutanée une substance quelconque.

L'action des solutions hypertoniques comme modificateur de l'état général est aujourd'hui bien connue. Souvent, nous avons, dans le service de M. Darier, pratiqué de telles injections en des cas précis, avec d'heureux résultats au cours de syphilis malignes.

Mais si chez certains malades débilites, chez certains syphilitiques anémiés, fatigués à l'extrême par la maladie et la misère, on sait au moyen de telles solutions, donner un coup de fouet à l'organisme, il est beaucoup de cas où une telle médication n'est nullement indiquée. Nous n'oserions l'instituer chez des tuberculeux ganglionnaires, qui ont parfois des réactions thermiques marquées et chez lesquels nous ne pouvons prévoir l'action de tels agents thérapeutiques.

Il est un liquide en ce moment fort en vogue, mais dont nous ne nous sommes point hâtés de profiter pendant qu'il est encore à la mode : c'est le liquide de M. Quinton. Partant d'une théorie séduisante, M. Quinton a fait connaître par divers moyens, un liquide qu'il qualifie « plasma » et dont l'action bienfaisante est si étendue, qu'elle s'exerce sur tout le domaine de la pathologie depuis la gastro-entérite du nourrisson jusqu'à l'eczéma du vieillard. Nous avons vu diverses applications thérapeutiques de ce liquide précieux, mais avec des résultats si inconstants, et plusieurs fois si désastreux, que nous n'avons pas jugé utile de l'expérimenter au cours de l'adénite bacillaire.

Aussi bien, nous préférons ne pas cacher combien il nous répugne d'avoir recours à des médications aveugles, inconstantes, aux résultats si différents d'un malade à l'autre et même d'un jour à l'autre chez un même malade.

Nous pensons que pour les expérimenter, il convient d'agir avec la plus grande prudence, sans trop espérer des résultats d'autant plus attendus parfois qu'ils sont plus inexplicables.

CHAPITRE VI

De la tuberculino thérapie des adénites.

La tuberculine de Beraneck, de Neufchatel, pas plus que les tuberculines A. et B. de Koch ne sont des remèdes spécifiques de l'adénite bacillaire. Comme nous avions vu les heureux résultats de cette médication appliquée à certaines dermatoses, nous avons voulu chercher si dans l'adénite tuberculeuse il nous serait possible de tirer bénéfice de cet agent thérapeutique d'un maniement si délicat. Nous n'avons pas eu à nous féliciter de nos tentatives, car les résultats ont été insignifiants. D'ailleurs, les travaux de M. Guinard, communiqué à la Société d'études de la tuberculose, les cas de Bertrand, dans la Presse médicale belge, le travail même de P. Barbier et Dieupart ne nous avait pas fait espérer beaucoup de cette méthode.

Notre Maître J. Darier a rapporté en juin 1907 une observation fort intéressante où la tuberculine paraît avoir eu un rôle efficace: les injections de doses croissantes au nombre de six, allant de 3 décimilligrammes à 12 décimilligrammes ont donné une réaction générale intense, une diminution de ganglions, qui peu à peu reprenait leur volume primitif. Mais, par la suite, survient une disparition presque totale de l'adénite. Mais M. J. Darier est loin de conclure à l'efficacité de la tuberculine dans ces cas : il se peut, dit-il simplement, que la tuberculine ait joué un rôle favorable dans ce cas.

Il faut, en effet, se garder d'attacher à cette médication des modifications heureuses qui ne relèvent le plus souvent que de la cure d'air concomittante et de l'hygiène mieux entendue. C'est le cas, sans doute, pour certaines cures d'altitude et de tuberculine combinés.

Nous avons employé la tuberculine de Koch, ancienne ou première tuberculine. C'est l'institut Pasteur qui nous l'a fournie et nous avons employé des doses très minimes, injectant de 1 à 4 décimilligrammes.

Comme dans les cas rapportés dans la thèse de Smith, qui traita dans le service de M. J. Darier, des lésions cutanées et muqueuses par la tuberculine, nous avons eu des réactions thermiques, mais peu considérables. Mais si les frissons, les céphalées, qui commencent environ quatre à six heures après l'injection ne nous ont nullement inquiété, nous avons eu une albuminurie transitoire, il est vrai, qui nous a fait renoncer à cette méthode. Voici d'ailleurs les deux observations du malade traité par la tuberculine :

Obs. V. — M... Georgette, 12 ans. *Entrée le 18 août 1909. Adénite carotidienne bilatérale. Second séjour à Berck où elle est déjà restée deux mois et demi pour une adénite carotidienne.*

Ganglion carotidien en grain de plomb, mais à la partie supérieure de la chaîne, on trouve à droite et à gauche un ganglion du volume d'une noisette.

A droite, deux ganglions sous-maxillaire du même volume. Tous ces ganglions sont libres. Très bon état dentaire. Amygdales normales.

Poids le 18 août : 30 kg. 50.

Poids le 2 novembre : 34 kg.

Poumons normaux. Léger souffle inter-trachéo-bronchique.

Pas d'albumine. Température normale (prise cinq fois en 24 heures).

4 *novembre*.— Injection de 1 décimilligramme de tuberculine, dans la masse musculaire de la fesse, à 10 h. 1/2 du matin.

A 6 heures céphalées, sans frisson ni élévation thermique.

5. — Aucune élévation thermique, la température était prise de 3 en 3 heures.

Les ganglions sont tuméfiés et augmentent de volume : pas d'albumine.

11. — Les ganglions ont repris leur volume initial.

Injections de 2 décimilligrammes de tuberculine.

12. — Six heures après l'injection, la température est de 38°2. Ni frissons, ni céphalée, ni vomissements. Nouvelle poussée des ganglions qui atteignent le volume d'une amande à la partie supérieure de la chaîne carotidienne dans la région sous-maxillaire droite.

21. — Les ganglions sont vite tuméfiés, sans péri-adénite ; l'état général, l'état pulmonaire ne sont nullement modifiés.

Injections de 4 décimilligrammes de tuberculine.

22. — Elévation thermique de 5/10 sur la température de la salle : les ganglions ont diminué et repris leur volume primitif.

22. —Les ganglions reprennent progressivement : les plus volumineux ont le volume d'un gros pois : ils sont donc à peu près dans l'état où ils étaient avant le début du traitement.

1er *mars*. — Les ganglions sont restés stationnaires, mais pourtant il semble que les ganglions sous maxillaire ont un peu diminué depuis le mois de novembre.

Obs. VI. — W. Michel, 13 ans : *masse ganglionnaire carotidienne inférieure droite.*

Depuis environ cinq ans l'enfant présente de volumineux ganglions carotidiens. En 1906, il est déjà resté sept mois à Berck.

Actuellement masse grosse comme le poing, sus-claviculaire,

montant jusqu'au niveau du cartilage thyroïde. Elle contient un grand nombre de ganglions durs, élastiques, libres, du volume d'un pois à celui d'un œuf de pigeon. Pas d'autres adénopathies, si ce n'est un ganglion sous-maxillaire étant gros comme une amende.

Poumon normal. Pas d'albumine.

Température normale prise trois fois en 24 heures.

12 *novembre*. — Injections de tuberculine : deux décimilligrammes.

13. — Aucune réaction générale. Tous les ganglions ont augmenté de volume et chacun d'eux s'entoure d'une zone d'irritation manifeste.

Pas d'albumine.

15. — Aucun changement. Tuberculine : quatre décimilligrammes.

19. — Aucune réaction générale, avec 0 gr. 15 centigr. d'albumine.

22. — Grosse tuméfaction ganglionnaire avec péri-adénite. Tous les ganglions sont empâtés et atteignent le volume d'une amande à celui d'un œuf de pigeon.

27. — Même quantité d'albumine. La péri-adénite diminue, ainsi que les ganglions.

1er *février*. — L'albumine a disparu.

Les ganglions ont repris leur volume primitif.

Des observations que nous avons lues, de nos observations personnelles, nous croyons devoir conclure que la tuberculine ne donne pas de résultats appréciables dans la cure de l'adénite bacillaire. En tout cas, elle n'est nullement un médicament indispensable. Or comme il peut résulter des accidents que ne compense pas une trop hypothétique action bienfaisante, nous jugeons dangereux de faire entrer cette médication dans la pratique courante.

Si nous jetions un coup d'ensemble sur les diverses

méthodes de traitement général, en dehors du calomel dont les indications sont bien définies, nous voyons que l'hygiène, la cure climatérique à la mer en particulier associée à une thérapeutique sobre, mais bien conduite sont et restent les grands agents modificateurs de l'état général. Il importe donc de répéter aux malades atteints de tuberculose ganglionnaire qu'ils doivent fuir la grande ville, habiter la campagne s'il est possible, et, au cas où ils le pourraient, faire chaque année un séjour le plus long possible sur le littoral. On ne saurait trop insister sur ce point capital qu'en dehors de la cure climatérique associée à la cure médicamenteuse (et encore le rôle de cette dernière est très effacé), il *n'existe aucun mode de traitement efficace de la tuberculose ganglionnaire*. De plus il importe de bien faire remarquer que la cure doit être prolongée non pas des semaines et des mois, mais bien des années, dans le cas où l'organisme est profondément imprégné de tuberculose. Il est possible suivant les cas, de dire combien de temps doit approximativement durer la cure marine, dont l'activité nous est assez bien connue. Mais il n'est pas possible de l'indiquer par une cure climatérique à l'intérieur des terres, car l'action climatothérapique en est beaucoup moins manifeste et plus lente en ce cas.

DEUXIÈME PARTIE

LE TRAITEMENT LOCAL

DE LA

Tuberculose ganglionnaire cervicale.

La médication locale au cours des adénites cervicales tuberculeuses n'a en aucune façon la prétention de guérir la maladie. Son but est d'aider la médication générale à triompher de certaines lésions particulièrement rebelles ou menaçantes, contre lesquelles serait impuissant ou presque, tout traitement à action diffuse sur l'ensemble de l'économie.

Jamais on n'y aura recours en cas de poly-adénite dure à petits ganglions, du type connu sous le nom de micro-poly-adénopathie.

Mais le traitement local est rendu un utile adjuvant de la médecine générale du fait du volume des ganglions d'une part, de leur transformation puriforme d'autre part, en face des propagations à petite ou grande distance de la tuberculose gagnant de proche en proche le tissu cellulaire et la peau.

Il importe de savoir que, même soumis au climat le plus actif, traités de façon rigoureuse par les méthodes hygiénique et thérapeutique les plus efficaces, il est des adénites du volume d'un œuf de poule, composées de plusieurs ganglions, cinq ou six, parfois, ou même d'un seul ganglion entouré d'une pléïade de ganglions plus petits et qui sans traitement local mettent de cinq à six ans à rétrocéder. Encore ne diminuent-elles que des deux tiers au maximum.

Les enfants de huit à dix ans doivent attendre souvent leur dix-huitième ou vingtième année pour arriver à ce résultat réellement peu satisfaisant ; chez les adultes, on ne pourra même pas prétendre à une issue aussi heureuse : d'où la nécessité d'une médication locale adjuvente.

La transformation purulente du ganglion est une indication non moins absolue d'intervention : M. Ménard déclarait, en effet, au Congrès de Chirurgie, n'avoir jamais vu d'abcès ganglionnaire se résorber spontanément.

Enfin on sait que toute tuberculose locale tend à envahir les lésions voisines de proche en proche. De là ces périadénites, ces lésions nécrosantes du tissu cellulaire, ces invasions de la peau enfin, qui deviennent si l'on n'y prend garde, des plaies diffuses, où suinte indéfiniment un pus jaunâtre par les multiples orifices d'une peau rouge-violacée, percée de trous multiples : ce sont ces accidents que vise particulièrement le traitement local.

Nous étudierons d'abord rapidement les médications adjuvantes, pommades, compresses humides, et nous étendrons un peu sur la médication plus récente de la photothérapie et de la radiothérapie. Mais nous donnerons la plus grande part à l'étude des ponctions du ganglion malade, en cherchant à en préciser les indications diverses. Enfin, nous terminerons en étudiant le traitement chirurgical proprement dit et en en précisant les indications, telles du moins qu'elles se sont présentées à nous durant notre séjour à Berck.

CHAPITRE PREMIER

Les applications locales médicamenteuses.

Les temps heureux sont loin où le roi Clovis guérissait, par simple attouchement, son page Léonicet, d'une énorme masse ganglionnaire cervicale. Si les rois ses successeurs sont disparus en nous privant de l'heureux privilège que leur conférait le sacre, nombreux restent les « toucheurs » aux pays de Bretagne et de Normandie : mais en ce siècle d'incrédulité leurs cures deviennent si exceptionnelles qu'aucun médecin n'en a pu devenir le témoin. Aussi nous faut-il demander à des médications moins mystérieuses une action locale sur la tuberculose ganglionnaire.

L'application des pommades donne des résultats à peu près négligeables, de l'avis de tous les thérapeutes.

Les préparations à l'iodure de plomb, du collargol, aux sels mercuriels, n'ont vraiment donné à personne des résultats sérieux. Il nous paraît donc inutile de formuler, comme le conseille M. Albert Robin, des pommades compliquées, uniquement pour calmer l'impatience des malades, alors qu'on est assuré de l'inefficacité de ce traitement. Or, tout traitement inutile devient en l'espèce nuisible, car il risque de créer des lésions cutanées qui seraient fort gênantes au cas où une intervention quelconque deviendrait rapidement nécessaire.

Plus efficaces, certainement sont les compresses de gaze imbibée de substances diverses.

Dans tous les cas où nous nous trouvons en présence d'une adénite évoluant rapidement, envahissant le tissu cellulaire sous-cutané, ou même présentant seulement une péri-adénite considérable qui agglutine plusieurs ganglions, toutes les fois que la peau est rouge et semble devoir être le siège d'un envahissement, à plus forte raison nous avons coutume de mettre, comme le font MM. Andrieu et Calvé, un pansement humide à l'eau alcoolisée.

Nous nous sommes toujours bien trouvés de ce mode de traitement qui calme les phénomènes d'irritation marquée.

Au cas de lésions subaiguës en leur évolution, nous avons autrefois employé avec de bons résultats, des compresses imbibées d'eaux mères de Salies-de-Béarn.

Il nous est impossible de dire si nous avions une action due à l'eau employée, ou si notre pansement agissait seulement comme un pansement humide quelconque.

De nombreux auteurs ont vu les heureux résultats des eaux mères de Kreutznach, employés en pansements humides, et M. H. Barbier conseille la solution suivante, en pansements humides :

Chlorure de calcium........		300 grammes
Chlorure de sodium......	àà	15 —
Chlorure de potassium...		
Chlorure de magnésium...		
Eau pour faire................		1 litre

Il déclare en avoir obtenu d'excellents résultats au cours des adénites à évolution subaiguë.

En réalité, si nous nous reportons aux travaux des

auteurs à ce sujet, nous voyons que ces pansements ont une action sur la péri-adénite, surtout si elle est d'origine récente, mais qu'ils ne semblent en aucun cas avoir influencé en aucune façon le ganglion lui-même, ni l'avoir jamais fait regresser dans son évolution.

Peut-être l'orientation actuelle des sciences médicales permettra-t-elle dans un avenir proche, de comprendre la modification humorale et nous donnera-t-elle de ce fait, l'explication de l'action des mouches, et autres révulsifs favorisant les métastases dont nos pères disait avoir de très appréciables effets. Il nous répugne de faire usage de ces méthodes, mouches, sétons en particulier, qui créent ou entretiennent une plaie sans que le bénéfice nous en paraissent vraiment très net.

Aussi ne les citons-nous que pour mémoire, sans en avoir jamais fait l'application.

CHAPITRE II.

Médication par les agents physiques : héliothérapie, photothérapie, radiothérapie.

§ I. — *Héliothérapie.*

L'action de la lumière solaire sur la tuberculose à forme ganglionnaire est sans doute complexe. Il est probable qu'à l'action locale des rayons solaires sur l'adénopathie se joint, beaucoup plus puissante et plus efficace l'action stimulante de la lumière sur l'organisme tout entier. Reposant sur des bases théoriques et expérimentales des mieux assises, cette méthode thérapeutique a surtout été expérimentée, consacrée à la cure d'altitude : M. Hallopeau en a fait connaître les résultats à l'Académie, en collaboration avec M. Rollier, de Leysin. Mais depuis longtemps on connaissait la propriété de la lumière, qui devait en faire déjà théoriquement un agent thérapeutique de tout premier ordre.

En 1877 Dawner et Blunt démontrèrent que la lumière exerce une influence nuisible sur la vie des microbes, influence due aux radiations chimiques.

Les spores ne prolifèrent pas dans un bouillon exposé au soleil durant quatre heures, et les microbes sont tués dans les parties superficielles.

Mais il semble que dans les parties profondes la prolifération microbienne paraît arrêtée par les modifications du milieu, plutôt que par action directe sur les micro-organismes : les réductions et oxydations ont en effet absorbé trop d'oxygène pour que les microbes en aient la quantité nécessaire à leurs fonctions.

Les tissus dans leur ensemble sont profondément modifiés quand se produisent sous l'influence des rayons solaires les oxydations et les destructions intenses qui sont la conséquence de l'action solaire.

Finsen fait remarquer que nul tissu n'absorbe autant de lumière que le sang. Il pense que la lumière produit des combinaisons molléculaires nouvelles, mais ce n'est là qu'une hypothèse. Sans doute la lumière a surtout comme action de favoriser les oxydations dans l'hématose générale : ce qui est prouvé, c'est qu'elle multiplie l'hémoglobine comme elle multiplie la chlorophylle : de là sans doute les besoins alimentaires si différent des habitants de pays sans soleil et des pays ensoleillés.

La lumière agit favorablement sur le système nerveux, comme le montre l'exemple du bain de lumière au cours de la neurasthénie.

Telles sont, rapidement résumées, les propriétés bactéricides et physiologiques de la lumière solaire, suffisantes pour expliquer son action sur l'organisme malade.

L'action générale de la lumière étant connue sur la nutrition de l'individu, qu'elle favorise sensiblement, restait à savoir quelle pouvait être l'application de l'héliothérapie aux tuberculoses chirurgicales, aux adénites en particulier.

L'expérience a montré que les rayons lumineux solaires

agissent beaucoup plus activement sur les hauts sommets que dans la plaine : c'est que le rayonnement ultra-violet y est de beaucoup supérieur, comme le montrent les travaux entrepris sous la direction de M. Dufour, de Lausanne. Ces travaux prouvent qu'au bord de la mer l'atmosphère absorbe 25 à 30 °/₀ de rayons infra-rouges et infra-violets, alors qu'au sommet du Mont-Blanc l'absorption de ces mêmes rayons n'est que de 6 °/₀. M. Gangée montre l'énorme diminution des ultra-violets dans les plaines : cela explique nettement l'action très considérable de la lumière en montagne. L'action des rayons lumineux sur les sommets se traduit d'ailleurs cliniquement de façon grossière par une pigmentation très intense, comme on le voit sur les photographies de Leysin, alors que M. Malgat à Nice, constate qu'au bout d'un temps variable d'insolation la peau se bronze seulement légèrement.

L'insolation thérapeutique a été instituée de façon systématique par MM. Exchoquet, Meyer, Henzler, Stelling et Rollier, à Leysin.

La technique est aussi réglée par ces auteurs :

Les premières séances durent de 5 à 10 minutes, et l'action lumineuse est limitée aux points ou siège l'altération, pour éviter la production d'une dermite bulleuse.

Les sujets pigmentés et bruns sont beaucoup moins sensibles que les blancs. Puis la peau se pigmente, car le pigment est conséquence de la lumière chez l'homme, de même que chez les végétaux apparaît la chloryphylle à la lumière, de même que les oiseaux et les animaux ont des couleurs d'autant plus brillante qu'ils sont plus près des tropiques où le soleil a son maximum d'intensité :

Grâce au rôle protecteur des pigments, l'intensité de la cure solaire et sa durée peuvent être progressivement augmentées avec rapidité. En peu de jours on arrive ainsi à des applications de rayons solaires pouvant durer des heures.

Enfin peu à peu on expose au soleil le corps tout entier, en un véritable bain de soleil.

M. Exchoquet, ancien interne des hôpitaux de Paris, a vu sous cette deuxième influence se cicatriser en deux ou trois mois des adénopathies cervicales suppurées et des ganglions très anciens se sont réduits des quatre cinquième.

M. Rollier a traité dix-neuf adénites cervicales tuberculeuses, huit étaient suppurées dont six furent guéries. Trois n'étaient pas suppurées. Une seule ne fut pas guérie : ce sont là des résultats encourageants. D'ailleurs si l'héliothérapie a donné ces beaux résultats joints à la cure d'altitude les observations de M. Reboul, à Nîmes, de M. Roullet, à Cannes, de M. Borriglione, à Nice, montrent que les tuberculoses chirurgicales sont très heureusement influencées par l'action solaire du bord de la mer Méditerrannée et dans le nord de la France, en dépit de la rareté des rayons ultra-violets si fâcheusement absorbés par l'humidité atmosphérique.

Nous croyons que toute exposition du soleil, dans un lieu bien aéré, peut et doit donner d'excellents résultats thérapeutiques.

Une fois de plus nous sommes bien obligés de constater qu'en somme il n'est rien de nouveau sous le soleil. Nous découvrons de nouveau avec beaucoup de bruit et force explications physiques, ce que les vieux maîtres, Hippocrate, Gallien, Celse et Avicenne connaissaient aux temps primitifs de la médecine, à savoir l'efficacité de « l'air inondé de lumière. »

§ 2. — *La Photothérapie.*

Elle repose sur l'utilisation de certaines radiations de spectre, et la possibilité de les sélectionner, grâce à certains dispositifs. Ainsi seront utilisées, soit les radiations calorifiques qui accompagnent les radiations lumineuses comprises dans le spectre entre le rouge et le vert, soit les radiations chimiques ou actiniques, situées dans la zone du violet et de l'ultra-violet. Finsen a découvert cette méthode et créé les appareils. Ceux-ci doivent :

1° Conserver le maximum d'énergie de la source et avoir en un point donné une action intense.

2° Supprimer les rayons calorifiques capables de causer des brûlures.

3° Enfin chasser de la région malade le sang qui absorbe les rayons actiniques et les transforme en rayons coloriques.

Ces points sont nettement indiqué par M. Bellemanière. Il fait usage d'une lampe à 50 bougies de 120 volts et interpose entre la partie à traiter et le foyer lumineux une cuvette contenant une solution de bleu de méthylène, qui ne laisse passer que peu de rayons rouges très affaiblis. Il expose les parties malades à 20 centimètres du foyer lumineux pendant 30 à 40 minutes.

Or les rayons actiniques diminuent la virulence des bacilles, et de leurs toxines, stimulent l'activité cutanée : ces phénomènes sont liés, comme l'a montré Quincke, à l'oxydation des tissus et du sang. La stase sanguine diminue, les leucocytes sont accrus en activité et en nombre, les exsudats sont drainés par les vaisseaux et la région se déterge. En somme les substances nuisibles sont détruites par la phagocytose, la vitalité des microbes, la virulence de leurs toxines sont diminuées par l'activité lumineuse.

Mais si telle est l'action théorique et expérimentale de la lumière bleue sur les lésions superficielles de la tuberculose, sur le lupus, il n'en est pas de même semble-t-il dans les arthrites et les adénites bacillaires. Du moins les diverses observations qu'il nous a été donné de lire de lésions ostéo-articulaires ou ganglionnaires traitées par la photothérapie ne nous ont pas permis de nous faire une opinion très favorable à ce mode de traitement de la tuberculose ganglionnaire.

Sans doute la technique de cette méthode thérapeutique se perfectionnera peu à peu et elle permettra d'atteindre les résultats que semble nous promettre la théorie.

§ 3. — *La Radiothérapie.*

L'emploi des rayons Röentgen pour la cure de l'adénite tuberculeuse est des plus récents. Ce n'est que longtemps après leur découverte qu'on songea à les faire servir au traitement des ganglions tuberculeux.

C'est aux Américains Zeisler et F. B. Bishop que sont dues en 1902, les premières communications sur ce sujet précédées pourtant des essais du Belge Hendrix, en 1898. Puis ce sont Childs Beresfonds et F. P. Vale, qui en 1903, montrent des améliorations de ganglions tuberculeux sous l'influence des rayons Roentgen. Ellesmorth, Caldmell, Williams, Pusey, publient successivement des résultats encourageants obtenus par cette méthode. Enfin en 1905 M. René Desplats, de Lille, fixe des points de technique, Piccinio, de Naples, montre un malade guéri, et paraît le rapport de M. Bergonié au Congrès de Cherbourg, et sa communication à l'Académie des Sciences. Cette même année M. Carle Roederer, ancien interne provisoire des hôpitaux, consacre à cette question sa thèse inaugurale. Depuis, les travaux se sont succédés, de plus en plus nombreux et de multiples exemples en faveur de la radiothérapie ont été apportés.

Comme toute méthode thérapeutique nouvelle, la radiothérapie a donné de grandes espérances qu'elle n'a pas complètement justifiées, et causé des désillusions d'autant plus grandes qu'on attendait plus de son action un peu mystérieuse.

L'expérience de nombreux auteurs permet maintenant de juger l'emploi des rayons X au cours de l'adénopathie cervicale tuberculeuse.

Tout d'abord on sait que le volume de la tumeur ganglionnaire ne peut nullement entrer en ligne de compte au point de vue du résultat final. Comme le fait remarquer justement M. Dupeyrac, de Marseille, la dureté et l'ancienneté de l'adénite sont une cause d'insuccès bien plus que son volume.

Ces faits d'ailleurs s'expliquent par l'anatomie pathologique, assez aisément.

On sait que le premier stade de la lésion ganglionnaire est constitué par la prolifération des cellules des follicules et des sinus. Par rupture de la capsule, ou par irritation du voisinage se fait un apport de leucocytes, de cellules plasmatiques dans le tissus du voisinage : ainsi se forme une gangue plus ou moins dense, se traduisant par un empâtement qui entoure les ganglions, les confond en une masse souvent indivise : c'est la péri-adénite.

Dans un second stade se produit la transformation purulente du ganglion, une liquéfaction des éléments : l'examen cytologique du liquide montre alors des cellules détruites, nécrosées, et des lymphocytes nombreux.

Enfin dans un stade de réparation qui peut apparaître immédiatement après le stade hypertrophique, sans qu'il y ait eu ni péri-adénite, ni suppuration, se produit l'organisation scléreuse du ganglion dur, mobile, composé surtout de travées fibreuses, épaisses et denses, et d'une coque très augmentée de volume.

L'étude de ces faits nous explique les résultats obtenus par la radiothérapie. Soit une masse ganglionnaire énorme, récente, où abondent les cellules proliférées, lymphoïdes, ou la péri-adénite considérable englue les ganglions et les confond en une masse indivise. On comprend l'action rapide des rayons X, puisque l'on connaît leur propriété dissolvante des éléments lymphoïdes. M. J. Darier précisait nettement l'action des rayons X, dans le cas de grosse masse ganglionnaire, en 1907 : « diminution de la masse totale, due surtout à la réduction de la péri-adénite. Les ganglions deviennent plus petits, plus mous, plus mobiles; mais ne disparaissent jamais complètement ». Les trois observations de Hendrix dans les *Annales de la Société Belge de Chirurgie*, celui de Ferrand et Krouchkoll, publié dans la *Gazette des hôpitaux* sont des exemples indiscutables de l'action des rayons X dans les cas de péri-adénite. Si nous sommes en présence de ganglions volumineux, de marche lente, mais progressive, les résultats seraient satisfaisants, car cette fois encore il y a une prédominance probable de l'élément lymphoïde.

M. le Dr Chicotot, radiographe de l'Hôpital Hérold et qui depuis longtemps est chargé du service radiographique, du service de notre Maître J. Darier, a eu la grande obligeance de vouloir bien résumer pour nous, deux observations intéressantes de malades entrant dans cette dernière catégorie. De plus il nous a exposé sa technique, que nous donnerons plus loin.

Obs. VII (communiquée par M. Chicotot. — *Madame Veuve P., Adénite bacillaire torpide, douloureuse, à évolution lente, ayant débuté il y a douze ans chez une femme de* 67 *ans.*

Cette malade présentait dans la région carotidienne supérieure une série de ganglions variant de la grosseur d'une noix à celle d'une noisette. Ils étaient au nombre de trois, échelonnés dans la région carotidienne supérieure. Deux se trouvaient dans la région sous-maxillaire. Ces ganglions étaient douloureux.

Le 13 *octobre* 1906. — La malade veut consulter M. Thiberge qui nous l'envoie pour constituer le traitement radiothérapique.

Les ganglions sont traités suivant leur état et leur ponction, soit en masse, soit isolément, mais toujours séparés de parties saines au moyen d'un colalisateur en verre ou de lames de plomb.

Du 13 *octobre* 1906 au 12 *décembre* 1907. — La malade reçoit 64 H en vingt-trois séances. Aucun accident. Les ganglions ont diminué petit à petit de volume et le 8 janvier 1908 tout était rentré dans l'ordre. Le neveu de la malade, externe des Hôpitaux, ne l'ayant pas envoyée de nouveau consulter, on peut en conclure à une continuation de la guérison, après vingt-trois séances radiographiques espacées sur une durée de quatorze mois.

Obs. VII (communiquée par M. CHICOTOT). — *Adénite bacillaire du cou coïncidant avec une ulcération bacillaire du pied.*

Emilie Pl., 22 ans, couturière.

Dans la région carotidienne supérieure gauche deux énormes ganglions, très peu sensibles, presque indolents.

Les ganglions sont traités par la radiothérapie. Ils reçoivent 58 H en vingt séances. Les ganglions diminuent de moitié. En janvier 1907, l'amélioration persistait.

Dans un troisième ordre de faits, on est en présence de ganglions déjà plus ou moins ramollis : dans ce cas l'action des rayons X, est d'accélérer la cavité purulente. L'utilité des rayons X est donc dans ce cas contestable. M. Dupeyrac donne alors de faibles quantités, mais utilise l'action de la radiothérapie pour arriver à un complet ramollissement. Alors on peut traiter les ganglions par les méthodes habituelles.

Mais on comprend bien l'inefficacité, l'impuissance presque complète de la radiothérapie du cours des adénites ayant évolué vers la sclérose. En effet, ces ganglions scléreux, durs, ont atteint une forme de guérison : en tout cas le tissu fibreux n'est pas influencé par les rayons Roëntgen.

La technique à employer vise le double but de faire absorber des quantités considérables de rayons, et d'autre part, de ne pas causer de radiodermites.

Il faut commencer par isoler soigneusement les parties saines, soit par une lame de plomb souple, moulée sur la région et découpée, soit au moyen d'un localisateur en verre.

Le régime de M. Chicotot est de 70 V, 5 ampères du meuble de Gaiffe. Dans les deux observations rapportées plus haut, le traitement a été fait avec un tube Chaband-Villard, marchant dans les conditions suivantes : 8 à 9 dixièmes de milliampère, étincelle 9 à 10, donnent des rayons de 7 à 8 un radio-chronomètre Benoit.

M. J. Darier, lors de sa communication de 1907, commence par une dose successive de 4 ou 5 H, rayons de 7 à 9, dans une première séance. Huit jours après nouvelle dose de 2 H, puis séances de 2 H à intervalle de trois semaines.

La durée des séances, la distance du tube varie suivant les cas, suivant les opérateurs : il n'est pas de règle précise sur ce point: nous tenons à faire remarquer qu'il n'est pas de technique invariable et qu'il n'est pas possible, dans l'état actuel de la radiothérapie de s'enfermer dans une formule immuable.

Combien de temps dure un traitement radiothérapique de l'adénite bacillaire ?

1° L'action dissolvante des rayons sur la péri-adénite se manifeste très rapidement : Hendrix l'a observée au bout de trois jours. M. Bergonié déclare le résultat atteint vers la huitième séance.

2° L'action sur le ganglion lui-même est plus lente à se produire. Il est pourtant des cas heureux (Hendrix, Bergonié, Desplats, Moussons), ou trois séances amènent une amélioration notable. Mais c'est, comme le remarque M. Roederer, au moins douze ou quinze séances qui sont nécessaires pour obtenir un résultat satisfaisant, et encore n'obtient-on qu'une réduction de volume, jamais une restitution ad integrum.

Ce qui précède est vrai également pour l'adénite tuberculeuse à type leucémique, comme le prouve le cas de H. C. Jacobaeus, sur lequel nous reviendrons.

En résumé, l'action des rayons X, sur l'adénite bacillaire est d'une efficacité limitée aux cas jeunes, où le tissu lymphoïde abonde, et aux cas ou existe de la péri-adénite marquée. Cette méthode, comme les injections intra-fessière de calomel, permettra de déterminer exactement la composition d'une masse ganglionnaire, où l'on ne peut affirmer l'existence de plusieurs ganglions. Jamais on n'obtiendra de restitution ad integrum, mais des guérisons par transformation fibreuse.

Quand la transformation caséeuse a lieu, mieux vaut s'abstenir : de même dans les cas d'adénite scléreuse, ou la radiothérapie est impuissante.

En somme, la radiothérapie peut rendre des services considérables et il convient d'y avoir recours dans les cas bien déterminés que nous avons indiqués.

Les rayons ne peuvent-ils avoir une action dangereuse au cours de la tuberculose ganglionnaire ? Cela ne paraît pas probable dans l'immense majorité des cas. Pourtant la question se pose dans certaines formes d'ailleurs rares, ou la tuberculose porte sur le tissu lymphoïde splénique aussi bien que sur les ganglions. Nous avouons avoir été très impressionnés, par le cas de H. C. Jacobaeus ou dans une adénopathie cervicale, s'accompagnant de splenomégalique, sans modifications sanguines, la radiothérapie donna les excellents résultats, qu'on lui connaît dans les leucémies : mais la granulie à prédominance méningée termina peu de temps après le traitement radiothérapique, l'évolution de l'adénopathie.

Entre cette forme splénomégalique de la tuberculose ganglionnaire cervicale et les formes d'adénite tuberculeuse sans hypertrophie de la rate, il doit exister de bien minimes différences : de là une réserve sur l'emploi de la radiothérapie dans les formes étendues d'adénite bacillaire.

Mais ce sont là des faits tout à fait exceptionnels, qui ne doivent dans l'immense des cas contre-indiquer l'emploi de la radiothérapie. En tout cas, cette méthode thérapeutique reste inoffensive et d'une efficacité assez grande dans toutes les masses ganglionnaires à péri-adénite marquée : c'est là surtout qu'elle est indiquée, ainsi que dans les adénites ulcérées à cicatrisation lente et à marche torpide.

Il est un point sur lequel les auteurs traitant de la radiothérapie ne peuvent donner de renseignements satisfaisants : c'est sur les résultats éloignés de cette médication. En effet, il y a encore trop peu d'années qu'on applique la radiothérapie pour qu'on puisse tirer des conclusions à longue distance de cette médication : l'avenir se chargera de nous apprendre, si elle a une action préventive appréciable, contre les autres accidents de la tuberculose, trop souvent observés chez les malades atteints de tuberculose ganglionnaire.

CHAPITRE III

Injections modificatrices et ponctions évacuatrices.

« Depuis le jour où, en 1871, Luton de Reims a introduit dans la pratique courante les injections interstitielles, les substances les plus diverses ont été employées pour faire rétracter ou ramollir les ganglions tuberculeux. » (Broca, *Congrès de Chirurgie* 1901). En effet, le nombre des substances employées dans ce but est considérable. Nous étudierons d'abord l'action de ces substances, discutant certaines d'entre elles. Nous pouvons ainsi expliquer les motifs qui nous font en rejeter certaines, de façon absolue et à préférer d'autre de façon presque exclusive. Dans un second paragraphe nous indiquerons leur mode d'action, histologique et chimique, partant de là pour tenter d'expliquer leurs indications respectives. Dans un troisième paragraphe nous commençons à indiquer le traitement des ganglions encore durs, nous verrons ensuite comment il convient d'agir du cas de ramollissement. Enfin nous indiquerons longuement la conduite à tenir du cas de complication par envahissement du tissu cellulaire sous-cutuné et de la peau. Nous nous efforcerons d'apporter des observations probantes, la plupart personnelles, toutes inédites, à l'appui des faits que nous énonçons.

§ I. — *Les substances modificatrices.*

Elles sont extrêmement nombreuses. M. Villemin en a fait dans son rapport de 1907, une énumération vraiment impressionnante.

Le premier auteur qui ait cherché à modifier les abcès tuberculeux semble être Fabrice d'Aquapedente, qui employa l'oxymel. Plus près de nous Dupuytren fit usage du vin chaud, puis vint Velpeau qui injecta du nitrate d'argent. Bonnet avec la teinture d'iode, Bust et Richet avec le sublimé, durent obtenir aussi des résultats satisfaisants. « L'alcool, le sulfate de zinc, la liqueur de Villatte, l'eau iodée, l'iodure de potassium (Bienfait), la solution iodo-iodurée (Felizet), la solution iodo-tannique (Forgues) l'acide phénique à 3 °/₀ (Hueter, König), le calomel (Morcel), les sels d'arsénic (Reclus, Wolkmann, Billroth), l'éther iodoformé (Verneuil), l'huile iodoformée (Billroth), le phosphate acide de chaux (Kolescher), le baume de tolu (Sayre, Londerer), l'acide cinnamique (Landerer), la solution huileuse d'essence de girofle (Monnoti), le chlorure de zinc (Lannelongue, Bouilly), la papaïne (Bouchot), la teucrine (Morelig), l'acide lactique, (Robin), le sous nitrate de bismuth, l'acide salicylique, le thymol (Kocher), le tanin (Uccherelli), le salol (Grossi, Reynier), les napthols *a* et *b* à 5 °/₀ (Bouchard), le naphtol camphré (Périer, Reboul, David), le camphre (Renich), la théosinamine (Bekess), l'huile créosotée (Barbureau, Augageur, Deroy), l'huile créosotée et l'aristol (Vogt), le gaïacol (Sahli, Weil et Dieumontberger), le gaïacol et l'iodoforme (Morelig et Wunkler), le pyoctonine (Reclus), l'eau oxygenée (Luton), la formuline à 5 % dans la glycérine : telles sont encore les substances citées par M. Villemin comme modificatrice des ganglions. Nous devons encore ajouter à cette liste déjà longue, divers agents modificateurs qui ont été employés pour la cure des abcès froids. Le thymol camphré (Ménard), l'éther sulfurique, (Verne), la pancréatine (Colot), la cendre d'os (Fromner), l'eau de mer (Cathelin), l'eau de Salins (Reynier), le gaïacol camphré (Simon), la trypsine (Kennerger et Cayon), la nucléinate de soude (Goldenberg), le chlorure d'or (Bué), l'huile gomenolée (Julliond, de Genève, Rollier et Boty), ont été également utilisés pour modifier les abcès froids.

« De cette longue série de produits chimiques (écrit notre ami Calvé, chirurgien assistant de l'hôpital de Berck), nous ne devons retenir que l'iodoforme dissous dans divers véhicules, le naphtol camphré, ou mieux son succédané le thymol camphré, comme étant ceux le plus communément employés et que l'on pourrait appeler modificateurs classiques. »

Nous aurons souvent recours, pour cette étude des liquides modificateurs à l'excellent travail de notre ami Calvé sur le traitement des abcès froids : il résume en effet, avec toute la clarté et la netteté désirables, les résultats considérables d'une expérience déjà longue de ces questions délicates.

Ce sont les travaux de Verneuil et de Verchère en 1886 qui ont fait connaître les heureuses propriétés de l'iodoforme dans la cure des abcès froids. Son activité très grande est supérieure à celle des solutions iodées. Or il semble bien que la production d'iode à l'état naissant résulte de la transformation de l'iodoforme, et ces dernières années ont été riches en observations montrant l'activité des métaux à l'état naissant.

A l'Hôpital Maritime on emploie une solution se rapprochant beaucoup d'une formule de Pr Lannelongue. C'est une solution iodée gaïacolée composée comme suit :

Iodoforme..........		5 gr.
Ether...............		10 gr.
Gaïacol.............	ââ	2 gr.
Créosote............		
Huile d'olive stérilisée..		100 cc.

M. Ménard fait usage de cette solution depuis plusieurs années avec d'excellents résultats.

Cette préparation est d'une grande activité. Nous en indiquons plus loin les indications ainsi que celles de l'éther iodoformé. La solution d'éther iodoformée employée à l'Hôpital Maritime est à 10 %.

L'iodoforme n'est pas toxique aux doses où il peut être employé dans la cure des adénites bacillaires. Mais pourtant il existe des idiosyncrasies qu'il importe de bien connaître, car les phénomènes réactionnels (élévation thermique à 40°, état saburral accusé, réaction inflammatoire violente avec œdème de la peau) sont parfois d'une intensité inquiétante, capable de troubler l'observateur non prévenu.

Naphtol camphré. — C'est le liquide préconisé par plusieurs auteurs, liquide spécifique si l'on en croit certains manuels de vulgarisation.

Or, nous tenons à le dire tout d'abord, nous n'avons

aucune expérience personnelle de ce liquide tant vanté, car notre conscience ne nous a pas permis d'expérimenter une composition *ayant six fois causé la mort*: et encore ne tenons-nous compte que des accidents officiels, publiés, négligeant d'autres accidents graves, deux fois mortels, dont nous avons eu connaissance.

Nous rapportons ici, rapidement résumée, quelques observations publiées d'accidents suivis de mort.

1er CAS (M. GUINARD, *Société de Chirurgie*, 1905). — Homme de 28 ans. Tuberculose ganglionnaire sus-claviculaire du volume d'un œuf de pigeon. Injection de naphtol camphré. Crise épileptiforme : ouverture et lavage de l'abcès : nouvelles crises épileptiformes durant 4 heures : *mort*.

2e CAS (M. AGUINET, de Saint-Cloud, *Société de Chirurgie*, 1905). — Femme de 24 ans. Abcès de la fosse iliaque. Injection de naphtol dont on retire une partie par aspiration. Crises épileptiformes se succédant durant 5 heures : *mort*.

3e CAS (M. NETTER, *Soc. Méd. des Hôpitaux*, mai 1905). — Ascite considérable chez une fillette. Injection de naphtol camphré. *Mort*.

4e CAS (M. MÉNARD, *Soc. de Chirurgie*, 1893). — Enfant de 12 ans. Mal de Pott avec abcès de la fosse iliaque. Injection de naphtol camphré. Crise épileptiforme. *Mort*.

5e CAS (M ESTOR in thèse ROBLOZ, Montpellier, 1901). — Coxalgie. Abcès antéro externe. Injection de naphtol. *Mort*.

6e CAS (M. CALVÉ, *Société de Chirurgie*, 1905). — Abcès froid. Injection de naphtol. Crise épileptiforme. *Mort*.

Nous ne continuerons pas plus longtemps cette énumération de cas d'accidents graves causés par le naphtol camphré. D'ailleurs, comme le disait en sa communication M. Guinard « dans des conversations sur ce sujet, j'ai pu m'assurer que bien des faits de ce genre n'ont pas été publiés ». Dans les cas connus, mortels ou non, discutés à la Société de Chirurgie, les signes de l'intoxication sont les mêmes de façon à peu près constante. Sauf dans un cas de Forgue et de Périer, on observe des crises épileptiformes avec facies asphyxique et troubles respiratoires.

L'apparition des accidents est d'ailleurs rapide. Sept fois le début des crises apparaît immédiatement après l'injection (Ménard, Grosjean, Périer, Gérard-Marchant, Forgue, Gardner). Dans un cas de Gardner, les crises apparaissent quelques instants seulement après l'injection, 2 minutes dans les cas de Calvé, d'Estor, 5 minutes dans le cas de Guinard, 10 minutes dans celui de Piéchard. Dans les observations de Netter, Aguinet, Calot, les accidents apparurent trois quarts d'heure ou une heure après l'injection.

Quant aux doses de naphtol, causes d'accidents graves, elles sont des plus variables. Forgue avait injecté un demi centimètre cube, Grosjean un quart, Ménard un centimètre cube dans les cas où survient des accidents menaçants ou mortels. Dans les autres cas la quantité de liquide était sensiblement plus considérable.

On comprend que de pareils accidents aient amené une étude minutieuse du naphtol camphré. M. Sabouraud rapporta des cas d'accidents survenus par application de pommades naphtolées; Willens voit des accidents de néphrite survenir après des frictions à l'alcool naphtolé.

Enfin, des expériences sont faites par MM. Desesquelle et Legendre, Boylac et Gouzy, qui prouvent par l'intoxication des animaux, des chiens en particulier:

1° Que le naphtol camphré est très toxique;

2° Que les vieilles préparations sont plus toxiques encore que les fraîches ;

3° Que l'action toxique est plus marquée quand le naphtol pénètre dans les vaisseaux.

Si le naphtol camphré était un agent médicamenteux indispensable, si les résultats qu'il donne étaient incontestablement supérieurs à ceux de tout autre agent modificateur, s'il était le liquide spécifique que certains auteurs croient avoir trouvé en lui, nous comprendrions la possibilité d'en faire usage, de même qu'on pratique des anesthésies au chloroforme malgré leurs dangers. Mais il n'en est pas ainsi. Si nous lisons les observations des auteurs consciencieux et expérimentés, tel que M. Judet, ancien interne des hôpitaux de Paris, nous voyons que le naphtol ne donne pas des résultats supérieurs à certains autres liquides plus inoffensifs. Il nous paraît difficile de ne pas admettre que l'auteur cité par nous, a une expérience suffisante du traitement des adénites bacillaires, pour que ses résultats soient aussi bons que ceux de n'importe quel observateur. De l'examen des faits, il résulte donc que le naphtol, plusieurs fois cause de mort, modificateur égal tout au plus et nullement supérieur aux autres liquides employés doit être rejeté de la pratique.

Ces considérations nous font employer un liquide beaucoup moins toxique, le *thymol camphré* que M. Ménard et ses élèves injectent depuis douze ans tant à l'Hôpital Maritime que dans leur clientèle privée, sans avoir jamais eu à déplorer d'accidents sérieux. Il faut pourtant savoir que le thymol camphré n'est pas un liquide inoffensif. M. Ménard a une seule fois constaté un accident toxique par pénétration du liquide dans une veine. D'ailleurs, les signes de l'intoxication furent de courte durée et ne présentèrent aucune gravité. Deux fois nous avons vu de la pâleur de la face, de la tendance au collapsus, sans que nous puissions faire la part de l'intoxication dans ces cas.

La toxicité de ce médicament a été étudiée par M. Risacher; il l'a de plus comparée à celle du naphtol, ce qui donne d'intéressants renseignements.

L'équivalent toxique du thymol camphré par kilogramme d'animal est :

Voie sous cutanée..............	6 centimètres cubes
Voie intra-péritonéale..........	3 —

alors que l'équivalent toxique du naphtol est :

Voie sous-cutanée.............	2 centimètres cubes
Voie intra-péritonéale..........	1/2 —

Expérimentalement la toxicité du thymol est donc trois fois moindre que celle du naphtol.

Le thymol camphré est un liquide onctueux au toucher de densité = 0,957, insoluble dans l'eau, soluble dans les huiles, l'alcool, l'éther, le chloroforme. Exposé à l'air libre il se teinte légèrement en jaune, mais ne se décompose pas comme le naphtol camphré.

Pour le préparer il suffit de mettre en présence dans un flacon :

Camphre......................	200 grammes
Thymol......................	100 —

Agiter de temps en temps. Pour obtenir une fusion plus rapide, il est bon de chauffer légèrement.

Un centimètre cube de thymol camphré ainsi préparé contient:

Camphre........................ 0 gr. 638
Thymol........................ 0 gr. 319

Examiné au microscope après filtration, le liquide apparaît comme une émulsion de petits globules. Mais si on a le soin d'ajouter à la solution de thymol camphré une égale quantité d'éther sulfurique, comme le conseille M. Ménard, ces globules se dissolvent et tout danger d'embolie capillaire est éloigné.

Enfin il convient de n'injecter que un demi ou un centimètre cube de liquide, ce qui d'ailleurs donne des résultats très suffisamment marqués.

Durant l'année qui vient de s'écouler, on a vanté le gomenol et les diverses huiles gomenolées comme agents modificateurs. Nous avons expérimenté l'huile gomenolée et déclarons la trouver très inférieure au thymol camphré et aux diverses préparations iodoformées.

§ 2. — *Technique de l'injection modificatrice et de la ponction.*

Dans tous les cas de ponction ganglionnaire, qu'elle doive ou non être suivie d'une injection modificatrice, il convient de suivre scrupuleusement la technique suivante:

La peau doit être savonnée doucement, pour ne pas irriter les ganglions malades. Ensuite on lave à l'éther, et enfin à l'alcool.

Nous conseillons alors l'usage d'un champ bouilli, largement percé à sa partie médiane d'un orifice bordé : ainsi le champ opératoire est nettement limité et on évite plus facilement les causes d'infection.

L'opérateur agit alors un peu différemment suivant l'état du ganglion et surtout suivant que la peau est plus ou moins indemne.

1° *Cas ou le ganglion est dur, roulant sous le doigt*, sans péri-adénite.

Le point où est faite la ponction importe alors fort peu. L'opérateur prend de la main droite une aiguille fine, bouillie, de la perméabilité de laquelle il s'assure, s'adaptant sur une seringue de Lüer de un centimètre cube, bouillie ou stérilisée à la chaleur. De la main gauche il fixe le ganglion. Puis, après une anasthésie superficielle des téguments au chlorure d'éthyle, il enfonce son aiguille en plein ganglion. Nous le répétons, comme la peau est saine et mobile, il n'y a aucune crainte de fistulisation ultérieure suivant le trajet de l'aiguille, ce qui permet de ponctionner le ganglion sans percer la peau loin de lui.

Le thymol additionné d'éther a été placé dans un récipient bouilli. Il suffit d'en prendre un centimètre cube dans la seringue de Lüer et, très doucement, on en injecte goutte à goutte un demi centimètre cube. D'ailleurs si le ganglion est très peu caséeux, cette quantité donnera à elle seule une sensation de distension assez pénible qui suffit à limiter l'injection de thymol à cette quantité.

Nous ne croyons pas qu'il soit utile de recourir à un autre agent modificateur que le thymol dans le cas de ganglion dur. L'éther iodoformé donne des résultats beaucoup moins marqués d'une part, et d'autre part est d'un maniement délicat qui fait que nous ne l'avons pas employé dans le cas d'adénite dure. Nous avons fait usage d'huile iodoformée dans ces cas, mais sans que son activité nous ait paru suffisante. Nous n'avons pas été satisfaits des résultats donnés dans des cas de ce genre par l'huile gomenolée. On trouvera d'ailleurs plus loin des observations où ce liquide modificateur a été expérimenté : il est très inférieur au thymol comme activité.

L'injection faite la douleur de distension cesse rapidement, mais souvent trois ou quatre heures après l'injection survient une sensation pénible dans la région du ganglion, battements sourds, avec élévation de la température locale et générale. Puis tout rentre dans l'ordre. Dans les cas où l'irritation est particulièrement intense, il est indiqué de mettre un pansement humide dont le résultat est excellent. Souvent on observe de la fièvre durant la nuit qui suit l'injection, et une sensation de malaise qui cesse environ quinze à vingt heures après l'intervention : mais c'est le cas pour les masses caseifiées considérables.

Après les injections de thymol camphré, comme après toutes les injections modificatrices s'adressant à un ganglion non ramolli, on peut observer deux ordres de faits:

Rarement on obtient une sclérose du ganglion qui devient dur, auquel ce volume durant quelques jours, s'accompagne de péri-adénite, puis diminue rapidement.

Plus souvent on arrive au ramollissement. Le ganglion est alors un ganglion ramolli, qu'on traite par des ponctions répétées.

Voici une observation de ganglions traités par injections de thymol et sclérosés :

Obs. IX. — C.,. Suzanne, 14 ans. — *Ganglion sous-maxillaire traité par injection de thymol et sclérosé sans ramollissement préalable ni évacuation de pus.*

A droite, un ganglion sous-maxillaire dur, roulant sous le doigt, du volume d'un œuf de pigeon. Un autre ganglion du volume d'une amande ovale est situé plus haut, sur le bord externe du sterno-cleido-mastoïdien. Toute la chaîne carotidienne composée de petits ganglions durs, roulant sous le doigt.

A gauche, un ganglion gros comme une noix et plusieurs petits ganglions du volume d'un gros pois.

Cette malade a un bon état général. Il ne lui manque aucune dent, elle est à Berck depuis dix mois.

9 *Octobre.* — Injection de thymol dans le ganglion sous-maxillaire droit.

11. — Aucune réaction. On injecte trois divisions de la seringue de Pravaz de la solution de thymol camphré, additionné d'un peu d'éther.

L'aiguille est laissée en place sur la seringue durant trois minutes. On la retire en laissant le liquide.

12. — Le ganglion injecté est douloureux.

15. — Le ganglion a beaucoup augmenté de volume, non ramolli. Ponction blanche suivie d'une injection de thymol qu'on ne laisse pas dans le ganglion.

19. — Le ganglion est douloureux, augmenté de volume, avec une zone d'rritation de voisinage.

21. — Le ganglion diminue de volume. Il reprend sa mobilité. Injection de un demi-centimètre cube de thymol qu'on laisse dans le ganglion.

23. — Le ganglion paraît ramolli, ayant le volume d'un gros œuf de pigeon. Ponction avec une aiguille de gros calibre n'amenant aucun liquide. Nouvelle injection de thymol.

25. — Augmentation de volume du ganglion : ponction blanche. Le ganglion sus-jacent, non injecté, augmente également de volume.

26. — Le ganglion diminue de volume ainsi que le ganglion sus-

jacent, non injecté : on injecte un demi centimètre cube de liquide dans le ganglion non injecté encore.

28. — Le ganglion injecté le 26 augmente de volume. L'autre diminue.

2 *Novembre.* — Les deux ganglions sont diminués de volume. Le ganglion traité est si dur qu'on n'y peut qu'à grande peine pénétrer avec une aiguille. Il ne contient aucune cavité et on juge utile de l'injecter de nouveau.

1er *Décembre.* — Les deux ganglions droits sont petits, le plus gros atteignant le volume d'un gros pois ou d'une noisette.

A gauche, aucune modification n'est apparue.

Injection de thymol un quart de centimètre cube.

2. — Le ganglion a augmenté de volume.

5. — Nouvelle injection de thymol.

10. — Le ganglion diminue de volume.

2 *Février.* — Tous les ganglions ont diminués sous l'influence du thymol injecté. Ils sont tous les trois petits et durs.

Que doit-on penser de cette action paradoxale du thymol camphré ; action qui lui est commune d'ailleurs avec les autres modificateurs, naphtol camphré et huile gommenolée en particulier? A notre avis, la sclérose du ganglion dans l'action des substances modificatrices tend à prouver qu'il contenait seulement des cellules lymphoïdes beaucoup plus nombreuses, une grave hypertrophie, sans aucun phénomène de nécrose ou de caséification du ganglion, car dès qu'il existe un foyer de caséification, l'influence du liquide modificateur se manifeste. Nous ne rapportons pas toutes les observations de ganglions hypertrophiés, traités par la méthode modificatrice et qui ont été diminués de volume et sclérosés après une courte phase d'hypertrophie ; mais de la pratique de nos maîtres et de la nôtre, nous croyons pouvoir conclure que pour qu'un ganglion puisse être ramolli, amené à la nécrose et à la liquéfaction, il est une condition nécessaire : c'est la présence d'un point caséifié dans ce ganglion.

Cette condition étant remplie, comment agira le liquide modificateur injecté dans un ganglion ? Nous ne saurions mieux faire que de reproduire un extrait de notre ami Calvé qui vient de traiter cette question dans l'une de ses publications : Après la découverte de Koch, écrit-il, on crut que les liquides modificateurs agissaient par leur pouvoir bactéricide et que la question du meilleur des liquides modificateurs serait résolue par celle du plus puissant antiseptique.

Disons de suite que les recherches entreprises dans ce sens n'aboutirent pas aux résultats attendus. Il n'y a pas en réalité, parallélisme étroit entre le pouvoir bactéricide ni autre, d'une substance, et son efficacité dans le traitement d'un abcès froid. Témoin l'iodoforme, un des modificateurs les plus actifs qui est un des plus faibles antiseptiques connus. C'est un antiseptique médiocre (Ducloux), son activité élective sur le bacille de Koch et sa toxine invoquée par quelques-uns, est très peu accusée (Villemin, Roquing, Talamas, Troye et Taugl). Tout au plus a-t-il *in vitro* une action ralentissante sur le développement des cultures tuberculeuses. Il semble logique du reste de ne pas mettre au premier rang l'action bactéricide du liquide modificateur, et cela est vrai, surtout pour le ganglion, dont le tissu est pauvre en bacille. Il est d'ailleurs intéressant de comparer l'action du liquide injecté, à celle de ce même liquide agissant sous nos yeux dans un abcès ouvert. Jadis tout abcès tuberculeux, ganglionnaire ou même ossifluant, était ouvert largement, et ensuite on appliquait sur la surface continue un topique qui était un liquide modificateur : sous son influence, la surface de la poche apparaissait rouge, grenue, couverte de bourgeons charnus : c'était « un curettage chimique ».

Il est intéressant de voir par quel mécanisme se produisent ces transformations. Nous sommes maintenant en mesure de dire que c'est seulement par la production d'une violente réaction inflammatoire et de ce fait, nous pouvons donner deux ordres de preuves : chimiques et histologiques.

Notre collègue et ami Fiessinger a étudié avec Coyon les modifications des ferments au cours des injections modificatrices. Ils ont montré qu'il existe dans le pus chaud un ferment protéolytique, protéose leucocytaire, analogue du ferment tryptique du pancréas ayant la faculté de digérer les albumines coagulées et de les transformer en acides amidés. Notons que le ferment pancréatique a déjà été injecté dans les ganglions tuberculeux et que Jochmann et W. Baetgner ont traité avec succès des tuberculoses externes par applications locales de ferments pancréatiques. Or, ce ferment n'existe pas dans le pus tuberculeux, lequel ne contient pas de polynucléaire : mais après injection modificatrice, il apparaît en grande quantité, en même temps que les polynucléaires.

Nos recherches, faites en collaboration avec notre ami Calvé, nous ont permis de suivre les modifications cytologiques du pus dans les ganglions traités par les injections modificatrices. Un grand nombre d'examen ayant été pratiqué avant et après l'injection, nous ont permis de constater que dans le *liquide recueilli* quelque temps après une injection modificatrice, apparaissent des polynucléaires en abondance, en voie de destruction, un réseau fibrineux net, des débris cellulaires enfin et des globules rouges, c'est-à-dire tous les éléments d'une intense réaction inflammatoire. « On se trouve donc en présence d'une irritation aseptique provoquant une vaso-dilatation active avec diapédèse de globules blancs, exsudat fibrineux, prolifération des cellules fixes et dans le cas de thymol camphré, destruction, nécrose des cellules et des fongosités ».

Il y a transformation d'un abcès froid en abcès chaud aseptique. De ces travaux il apparaît nettement que l'action des liquides modificateurs n'est pas une action spécifique, mais qu'elle peut sensiblement dépasser le but qu'on se proposait en faisant agir cette substance dans un ganglion malade.

Nous étudierons successivement :

1° Le traitement des ganglions ramollis adhèrent ou non au tissu cellulaire sous-cutané sur la peau ; ne menaçant nullement d'ulcérer la peau ;

2° Le traitement des ganglions avec envahissement du tissu cellulaire et de la peau, menaçant de s'ulcérer ;

3° Le traitement des tuberculoses, point de départ ganglionnaire, du tissu cellulaire et de la peau, soit directement recouvrant les ganglions, soit à quelque distance d'eux.

§ 3. — ***Traitement par les injections modificatrices et les ponctions évacuatrices de ganglions ramollis, ayant ou non envahi la peau ni le tissu cellulaire, sans menace d'ulcération de la peau.***

C'est le cas le plus simple, celui ou l'on doit, en agissant avec prudence et en employant une bonne technique, guérir l'adénopathie sans laisser aucune cicatrice. On prend les mêmes précautions que pour l'injection du ganglion encore dur, mais toutefois il est préférable de traverser la peau à quelque distance du ganglion, pour éviter une fistule. De plus en retirant la seringue on aura soin de faire le vide pour ne pas ensemencer le trajet.

Comme seringue on emploie soit la seringue de Lüer de 2 centimètres cubes, soit une seringue de 5 à 10 centimètres cubes. Comme aiguille il y a avantage à employer des aiguilles un peu grosses, à gros enbout, ce qui permet aux fongosités de passer aisément. On peut aussi se servir de la seringue spéciale de Calvé, mais celle-ci, comme son trocard du reste, sont plutôt une instrumentation pour le traitement des abcès osseux que pour celui des ganglions, sauf des cas exceptionnels.

Ayant donc lavé le malade, disposé le champ percé en une partie médiane, voici comment on procède : après anesthésie de la peau au chlorure d'éthyle, on saisit de la main droite l'aiguille qui est enfoncée d'un coup sec, à travers la peau, à environ un travers de doigt en dehors de la zone de projection du ganglion, au cas ou la peau n'est pas lésée, à un travers de doigt au-delà de la rougeur, si la peau est prise, comme le montre notre figure *(fig. 1)* (Notons que nous n'avons pas sur ce dessin figuré le champ, et que pour la commodité de la démonstration, nous avons ponctionné le ganglion en avant, alors que dans cette région il est plus prudent de le ponctionner en

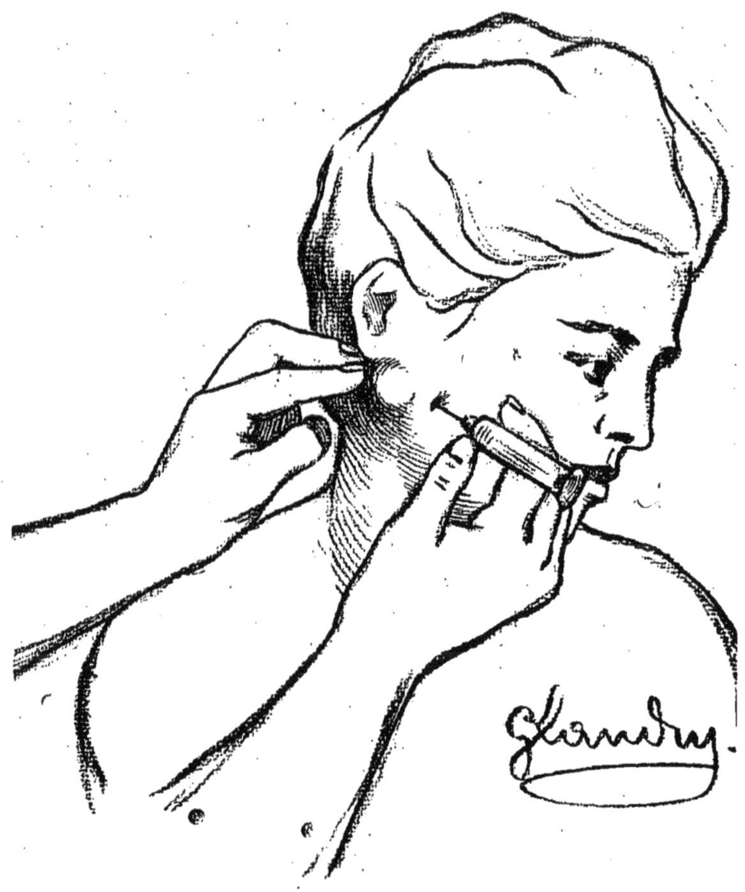

Figure 1.

arrière). La main gauche fixe le ganglion. Puis, la peau traversée, l'aiguille est poussée obliquement jusqu'à la paroi du ganglion, qu'on suit parfaitement : alors se produit un temp d'arrêt. Sous l'effort minime de la main droite, l'aiguille traverse la paroi et on sent très nettement la pointe de l'aiguille libre dans une cavité. Il convient alors seulement d'adapter la seringue sur l'aiguille et de pratiquer l'aspiration.

Nous rejetons absolument les dispositifs de Potain et de Dieulafoy, qui sont des instruments aveugles : l'injection est alors faite lentement et, à mesure que le liquide devient moins abondant, la pointe de l'aiguille est conduite avec prudence vers les points déclives. Un moment arrive ou aucun liquide ne s'écoule plus. C'est alors qu'il faut, comme nous l'a appris notre ami Andrieu, chirurgien assistant de l'Hôpital Maritime, s'avancer pour ainsi dire le vide à la main. Pour cela il est une manœuvre commode. Elle consiste à pratiquer une aspiration : la seringue étant vide le piston tend à s'enfoncer dans la seringue, par suite de la pression atmosphérique. Alors on place l'index entre le bouchon plat qui termine le piston de la seringue et le plateau qui surmonte le corps de pompe : ainsi il est facile, avec une seule main de conduire l'aiguille dans tous les points de la cavité. Dans certains cas il n'est pas nécessaire de pratiquer d'injection modificatrice. En voici un exemple :

Obs. X. — L. Denizé (*Schéma* 1) 14 ans. — *Ganglion prébrachéal suppuré adhérent à la peau, du volume d'une amande verte. Il adhère à la peau, rouge, amincie, sans menace d'ulcération prochaine, mais déprimée en cupule à ce niveau. Au-dessus de ce ganglion masse sclérosée et cicatrices de fistules sous mentales et carotidienne gauche : on peut nettement au-dessus de l'abcès sentir des* *masses dures, immobiles, profondes. Bon état général, mais dentition défectueuse, dents mal plantées, sans carie.*

4 *novembre*. — Ponction avec une aiguille fine amenant un quart de centimètre de pus filant, muqueux, rouge-brun, à la suite de laquelle le ganglion est vidé complètement et affaissé.

5. — On ne perçoit plus le ganglion complètement liquéfié, mais la fluctuation est manifeste et la ponction ramène un demi centi-

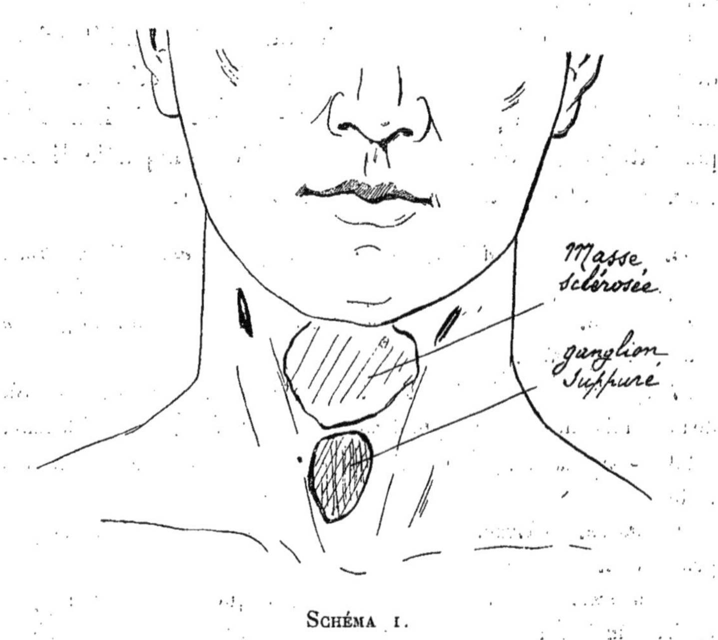

SCHÉMA I.

mètre de liquide séro-hématique, très clair : la peau reste rouge.

9. — Ni rougeur, ni modification de la peau. On sent dans le tissu sous-cutané un tractus épais qui joint le point où se trouvait le ganglion traité aux veines sclérosées sous-jacentes.

10 *février*. — La cicatrice sous-cutanée s'est résorbée. Il ne présente aucune trace du ganglion ponctionné et traité.

Mais il est rare et même tout à fait exceptionnel qu'on puisse ainsi traiter un ganglion sans aucune injection modificatrice. En général, le liquide est trop épais, trop grumeleux pour s'écouler par l'aiguille ou même par l'orifice d'un trocard: or, il convient de ne pas oublier que les gros instruments prédisposent aux fistules et qu'il importe, dans la mesure du possible, de s'efforcer de ne pas en laisser se produire.

Quand le liquide est très épais, ou bien quand il existe des grumeaux avec peu ou pas de liquide, l'action du thymol camphré est particulièrement efficace. Mais il ne faut pas oublier que c'est un liquide modificateur particulièrement actif et en surveiller l'action avec soin.

Obs. XI. — M... André, 11 ans. — *Adénopathie carotidienne droite supérieure suppurée sous une cicatrice d'extirpation ganglionnaire incomplète. Deux cicatrices pré- et rétro-sterno-mastoïdienne gauche de même origine.*

27 *septembre.* — Injection dans le ganglion ramolli carotidien droit de un demi cent. cube de thymol camphré, après une ponction blanche.

29. — Evacuation par ponction d'une grande quantité de pus grumeleux.

1er *octobre.* — Evacuation par ponction de 2 centimètres de pus grumeleux.

28 *novembre.* — Seule persiste une coque ganglionnaire peu épaisse, mais il n'y a plus de pus. Le ganglion a donc été détruit et marqué après une seule injection de thymol camphré et par trois ponctions évacuatrices.

L'enfant reste à Berck trois mois seulement, ce qui est insuffisant pour la cure de sa tuberculose ganglionnaire.

Rarement le thymol a une action suffisamment grande pour ramollir en une fois un ganglion et en permettre l'évacuation ultérieure sans injection modificatrice nouvelle.

En général, il faut répéter plusieurs fois les injections de thymol camphré, cela quatre ou cinq jours d'intervalle : c'est la plus ou moins grande irritation du ganglion qui permet de savoir si l'on doit ou non attendre. Il y a là une affaire de doigté assez délicate et qui seule peut donner la pratique de ce mode de traitement. De plus, il ne faut pas oublier que souvent le thymol n'agit pas immédiatement après l'injection. En général, il agit un ou deux jours après de façon effective, et, chose importante à retenir, son action peut se continuer durant trois ou quatre jours. Il est commun de ponctionner un ganglion injecté quarante-huit heures auparavant, de constater la production du liquide purulent, d'évacuer la poche et deux jours après de trouver l'accès aussi tendu : mais une fois ponctionné le ganglion apparaît affaissé : l'action dissolvante du thymol a continué après la première ponction évacuatrice. Ce sont là des faits d'une extrême banalité, mais sur lesquels il nous paraît utile d'insister, car leur ignorance peut conduire à de fâcheux accidents.

Nous avons retrouvé dans le livre d'observations de l'Hôpital, l'observation suivante qui nous paraît typique, comme action de thymol dans un ganglion encore peu ramolli.

Obs. XII. — S. Louise, 14 ans. — *Ganglions carotidiens multiples. Adénite volumineuse sous-angulo-maxillaire gauche, non fluctuante.*

10 *décembre.* — Injection de un centimètre cube de thymol camphré dans le gros ganglion sous-parotidien gauche.

14. — Aucune modification. On décide d'attendre quelques jours avant une nouvelle injection.

21. — Injection de thymol camphré dans le même ganglion.

22 *janvier* 1908. — Injection de thymol camphré dans le même ganglion.

27. — Injection de thymol camphré dans le même ganglion.

29. — Ponction évacuatrice amenant 2 centimètres cubes de pus très épais, à peine liquide, presque mastic. Injection de thymol camphré, un centimètre cube.

1er *février*. — Ponction évacuatrice amenant du pus très épais : injection de un centimètre de thymol camphré.

12. — Ponction évacuatrice : un peu de caséum. Injection de un centimètre cube de thymol camphré.

19. — Ponction évacuatrice : pus liquide, fongosités. Injection de un centimètre cube de thymol.

11 *mars*. — Injection de un centimètre cube de thymol dans le ganglion déjà traité. Quelques gouttes dans un ganglion de la nuque du même côté.

19. — Evacuation de la poche : pus épais.

21. — Un demi centimètre cube de thymol camphré est injecté.

4 *avril*. — Injection de un centimètre cube de thymol camphré.

30 *mai*. — Tous les ganglions sont durs, aucun n'est plus le siège de suppuration.

En résumé, la malade a séjourné du 15 novembre 1907 au 17 septembre 1908 à l'hôpital.

Les ganglions sont sclérosés, les plus volumineux ayant été vidés par des ponctions évacuatrices ; un ganglion a reçu neuf injections de thymol, un autre deux seulement.

Mais il est des cas où l'action du thymol est redoutable du fait de son activité exagérée : il convient alors d'employer judicieusement les divers liquides modificateurs.

Il en est trois qui nous semblent particulièrement recommandables à des degrés divers. Le plus actif, celui qui donne les résultats les meilleurs et liquéfie le mieux les masses caséeuses est l'éther iodoformé. Il est d'un emploi délicat, mais pour qui sait s'en servir, il est un précieux modificateur. Il importe d'ailleurs de suivre avec exactitude lorsqu'on le veut injecter, la technique suivante, avec laquelle on ne pourra avoir aucun accident. On injecte 2 à 5 centimètres d'éther iodoformé à 10 %, selon la capacité de la poche, en se servant de la même seringue que précédemment. On laisse le piston au bas de sa course: or l'éther iodoformé injecté bout à la température du corps: d'où un reflux des vapeurs et une ascension du piston.

Il suffit alors de détacher la seringue de l'aiguille : cette simple manœuvre va permettre aux vapeurs de s'échapper, mais encore faut-il que l'éther chargé d'iodoforme, et non volatilisé reste dans l'abcès : pour cela, il suffit de remettre en place la seringue dès que paraît de l'éther liquide. On répète cette manœuvre jusqu'à ce qu'on ait, par injections successives, fait pénétrer dans la poche, la quantité d'éther iodoformé qu'on se proposait d'y faire entrer : puis, après s'être assuré qu'il ne reste plus d'éther liquide, on enlève l'aiguille.

L'huile iodoformé créosotée est moins active, mais d'un maniement plus facile.

L'huile gomenolée à 20 % ou à 10 % est d'une activité médiocre, et de ce fait utile dans les cas où l'on ne cherche pas une action très intense.

Obs. XIII. — B..., Irène 5 ans et demi. — *Ganglion traité par* *diverses substances modificatrices et guéri en cinq ponctions (gomenol et éther iodoformé).*

Entrée le 13 octobre 1909. A son entrée adénite carotidienne supérieure, bilatérale, fistuleuse du côté droit, et présentant trois fistules dont une préauriculaire. Dacryocystite droite. Date du début inconnue. Pas de lésions dentaires actuelles (*Schema* 2).

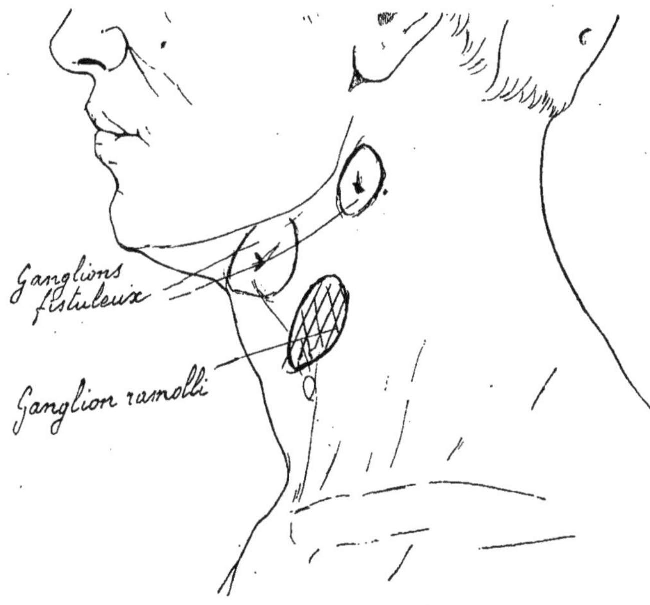

SCHÉMA 2.

1er *décembre* 1909. — Les fistules pansées à l'eau d'Alibour sont presque cicatrisées.

Dans la région carotidienne gauche, à la partie moyenne, on constate la présence d'un ganglion superficiel, ramolli, du volume d'une amande verte, toute la chaîne carotidienne est prise : ganglions gros comme des gros pois et durs.

Ponction amenant quelques gouttes d'un pus épais, verdâtre, grumeleux.

Injection de un quart de centimètre d'huile gomenolée à 50 %

2. — Ponction amenant un centimètre de pus verdâtre, très grumeleux, coulant très difficilement. Violacé, lourde, la peau garde une épaisseur insuffisante, pour qu'on juge possible l'injection d'une substance modificatrice active.

3. — Même état de la peau, sans altération de la couche cornée. Ponction : un demi centimètre de pus épais, verdâtre. On injecte un centimètre d'huile gomenolée à 20 %, solution peu insistante. De plus, on laisse une grande partie du liquide s'écouler spontanément hors de l'abcès, par l'aiguille laissée en place, la seringue ayant été enlevée.

4. — Peau non altérée. On retire avec difficulté 3 cent. et demi de pus bien lié, très épais. Pour modifier ce liquide, on injecte un centimètre d'éther iodoformé qui distend fortement l'abcès, et qu'on laisse s'évaporer complètement.

6. — Peau non irritée. Ponction amenant 2 centimètres de pus filant, épais, hématique, coulant aisément malgré quelques petits grumeaux. Le ganglion, mou et flasque est complètement affaissé.

7. — Le ganglion contient un peu de liquide. La peau n'est plus irritée et l'abcès n'est pas tendu : ponction amenant un demi centimètre de liquide séro-hématique, très fluide.

14. — Le ganglion n'est plus décelable cliniquement. Les autres ganglions s'améliorant, les fistules sont à peu près cicatrisées.

10 *février* 1910. — Le ganglion traité n'est plus décelable cliniquement, il n'a même pas laissé de coque fibreuse appréciable. Bon état général. Les autres ganglions diminuent sensiblement.

Obs. XIV. — G..., Germaine 5 ans. *Ganglions carotidiens supérieurs nombreux. On traite par des injections modificatrices diverses, plusieurs ganglions caséifiés et le traitement médical est institué ensuite, après dislocation des ganglions ramollis.*

Entrée le 15 septembre 1909. Adénite supérieure bilatérale. Gros ganglions sans péri-adénite : début il y a deux ans, mauvais état général à l'arrivée.

17 *octobre*. — Etat général peu satisfaisant, enfant amaigrie, sans appétit.

Dans la région carotidienne supérieure, on trouve à droite un paquet de ganglions du volume d'une noisette. On perçoit nettement six ganglions mobiles, durs.

Le ganglion le plus élevé est fluctuant : on en retire un centimètre de pus verdâtre, grumeleux, mais coulant bien.

A gauche, dans la région carotidienne on trouve sous l'occipital, un paquet de huit ganglions de même volume que les précédents. Tous sont mobiles, aucun ne paraît ramolli.

25. — Trois ganglions carotidiens supérieurs gauches sont ramollis, et parmi eux est le ganglion déjà ponctionné : tous contiennent un liquide grumeleux, hématique.

3. — Sous l'occipital, à gauche, on trouve un gros ganglion du volume d'une noix ; c'est le plus élevé de la chorée. Il contient un demi centimètre de pus grumeleux et un peu de sang. On y injecte de l'*huile iodoformée créosotée*. Les autres ganglions ne sont pas ramollis cliniquement.

A droite, sur l'occipital on perçoit trois ganglions superficiels, mobiles, du volume d'une noisette. Le plus élevé de la chorée a été ponctionné le 17 octobre. Il est pâteux, mais ne contient pas de liquide : injection d'huile iodoformée créosotée.

4. — On trouve un demi centimètre de pus filant, rouge brun, épais. Dans chacun des ganglions injectés. Le ganglion de gauche contient des grumeaux abondants.

11. — Ponction de ganglions supérieurs gauche : quelques gouttes de liquide hématique.

Ponction des ganglions supérieurs droit, un demi centimètre de liquide brun, filant, grumeleux. Injections dans chaque ganglion de un quart de centimètre d'huile gomenolée à 20 %.

12. — Dans le ganglion gauche, on trouve quelques gouttes de liquide hématique, filant. Dans le ganglion droit un demi centimètre de liquide hématique très filant, à forte odeur de gomenol.

13. — Le ganglion droit est dur, non tuméfié, mobile. Le ganglion gauche contient un demi centimètre de liquide hématique et filant.

15. — Le ganglion supérieur droit est dur, en voie de regression. Les ganglions sous jacents sont durs. L'un d'eux est recouvert de peau rosée : la ponction le montre ramolli.

Ganglion supérieur gauche : un quart de centimètre de liquide épais et grumeleux. Injection de un quart de centimètre d'huile gomenolée à 1/10.

16. — Le ganglion injecté contient quelques gouttes de liquide hématique. Tous les ganglions diminuent de volume.

25. — Le même ganglion contient un quart de centimètre de liquide sero-hématique.

27. — Tous les ganglions sont durs. On continue le traitement par la viande crue, l'huile de foie de morue et on y ajoute des injections de cacodylate de soude.

10 *décembre.* — Les ganglions diminuent rapidement : solution arsénicale phosphorée.

15 *janvier* 1910. — Tous les ganglions sont durs, aplatis, noyés dans les tissus adipo-celluleux sous-cutanés. Ils ont le volume d'un petit pois. L'enfant présente un très bon état général. Elle prend de la viande crue, de l'huile de foie de morue et une solution arsénicale chlorurée phosphorée. Il nous paraît intéressant de signaler à propos de cette observation l'heureuse influence qu'ont eut les ponctions modificatrices, détruisant le ganglion suppuré, sur l'évolution générale de la tuberculose. L'état général est devenu incomparablement meilleur et tous les ganglions se sont affaissés, ont diminué de volume, si bien que le 10 février, ils sont presque tous indécelables cliniquement.

Quels sont les inconvénients de cette méthode des injections modificatrices ? En dehors de sa durée forcément un peu longue dans les cas difficiles, elle n'en présente guère. En effet avec une bonne technique et de la patience, il est difficile d'avoir des accidents par l'emploi de l'éther iodoformé : à plus forte raison avec l'huile iodoformée. Ces substances étant irritantes sont à la vérité douloureuses : l'éther donne une sensation de brûlure et de plénitude particulièrement pénibles, mais de peu de durée, dix minutes au maximum. Le thymol camphré donne des accidents plus sérieux : ascension thermique, sensation de plénitude pénible chez certains sujets particulièrement sensibles : mais ce sont là des inconvénients bien minimes si on les compare aux bénéfices de cette méthode, qui permet dans les cas heureux de guérir sans laisser aucune cicatrice.

Elle s'adresse à tous les cas où existent des ganglions volumineux, peu nombreux, assez facilement accessibles, et aux cas ou existe un volumineux ganglion, entouré de nombreux ganglions beaucoup plus petits. Il est en effet à remarquer que dans ce dernier ordre de faits, la régression du ganglion volumineux entraîne la rapide diminution des petits ganglions qui sont à son voisinage.

Mais il convient de ne pas oublier combien longue est la guérison de ganglions nombreux par cette méthode. De plus il est difficile, impossible parfois sans danger d'atteindre certaines adénites placées profondément sous le sterno-cléido-mastoïdien, près des vaisseaux. Enfin il nous a été donné de voir suffisamment de malades traités par nos maîtres, par des chirurgiens de Berck qui ne sont pas nos maîtres, mais ont la réputation de grands spécialistes en la matière, par nous-même enfin, pour pouvoir affirmer qu'il est très exagéré de prétendre en toute circonstance pouvoir guérir sans aucune cicatrice un ganglion par des injections modificatrices : l'action irritante du liquide dépasse trop souvent le but qu'on se propose, et souvent on a une cicatrice, à la vérité insignifiante dans la majorité des cas, mais qu'on ne saurait trop faire prévoir au début du traitement.

Il existe d'ailleurs certaines indications techniques, tirées du siège même du ganglion. Il convient en règle générale de ponctionner les ganglions en piquant la peau dans un pli, ou en un point aussi bien caché que possible. Ainsi les ganglions carotidiens sont-ils ponctionnés plus correctement par leur face postérieure. Il existe ainsi une foule de détails de technique variant avec le cas.

§ 4. — *Traitement des ganglions suppurés envahissant la peau et menaçant de l'ulcérer.*

La tendance bien connue de la tuberculose à s'étendre en envahissant de proche en proche les tissus voisins du foyer initial, expliquent très suffisamment la fréquence des propagations au tissu cellulaire sous-cutané et même à la peau au cas de tuberculose ganglionnaire. Cet accident est fréquent et il est redoutable.

C'est un accident fréquent, car nombreuses sont les causes qui le favorisent à la région cervicale : les mouvements y sont continuels, la déglutition, la respiration même y jouent un rôle considérable, par la fréquence des mouvements qui en sont la conséquence : de là des frottements, des irritations des ganglions enflammés augmentant leurs poussées et favorisant singulièrement l'extension péri-ganglionnaire du processus tuberculeux. Puis viennent les infections plus ou moins légères surajoutées, infection nasale, pharyngée, dentaire, qui viennent donner un coup de fouet à la tuberculose. Enfin il convient de considérer le rôle énorme des irritants thérapeutiques, des liquides modificateurs, dont l'action ne peut pas nous être connue à l'avance de façon précise et qui donnent des réactions très variables selon le terrain sur lequel on le fait agir.

Mais à toutes ces causes il faut en ajouter une autre, mystérieuse, qui fait que chez certains sujets toute la tuberculose ganglionnaire évolue aussitôt vers la peau et le tissu cellulaire, évolution redoutable grâce à laquelle il est presque impossible de traiter chez de tels malades un ganglion sans le voir se fistuliser malgré tous les efforts et tous les soins : tous les auteurs déplorent ces accidents et se déclarent impuissants à le conjurer, chez certains sujets prédisposés.

Or ce qu'il faut à tout prix éviter, c'est de laisser la tuberculose cutanée détruire le tissu spontanément, comme elle a coutume de le faire lorsqu'on ne met obstacle à ses tendances ulcérantes. Un gros ganglion ou une masse ganglionnaire gagnant la peau de proche en proche, arrive bientôt à la transformer en une vaste plaque violâtre, mince, livide, de couleur « triste », comme a coutume, de dire M. Darier ; bientôt sur cette plaque de peau malade apparaît un orifice minuscule, par où sourd une goutte de liquide jaunâtre, puis un second orifice qui s'unit au premier et enfin d'autres encore qui transforment la peau en une écumoire, comme il est classique de le dire. L'écrouelle médicale est constituée et sa durée est indéfinie, si l'on n'intervient énergiquement. Encore est-il qu'il en restera une cicatrice des plus inesthétiques, et combien longue à se fermer !

Donc il faut à tout prix essayer d'empêcher la fistule. Quand celle-ci est inévitable, il reste au chirurgien le devoir de limiter ses dégâts en pratiquant à temps une intervention.

Deux ordres de faits sont donc à étudier, selon qu'on juge l'ulcération comme évitable ou non évitable.

Quand la peau est rouge, violacée, mais ne présente aucun point jaunâtre ou blanchâtre, aucune surface particulièrement amincie, on peut espérer « sauver la peau » par des ponctions quotidiennes et répétées. Dans la plupart des cas, cela n'est pas suffisant pour guérir le ganglion : il reste du caséum ou des masses fongueuses qu'il faut détruire ; c'est l'objet d'un second ordre d'interventions : incision et expression, ou injections de liquides modificateurs.

Ce qui nous a paru particulièrement impressionnant, c'est l'action rapidement sédative des ponctions. Il faut les faire à un bon travers de doigt en peau saine, selon la technique indiquée plus haut. Ce doivent être des ponctions capillaires, avec des aiguilles très fines : nous nous servons pour ces cas d'aiguilles utilisées pour les injections intraveineuses.

Les pansements humides rendent les plus grands services.

Comme nous connaissons leur action active, nous n'employons pas d'injection modificatrice dans ces cas, à moins que le liquide ne soit très épais et ne puisse sortir par l'orifice de l'aiguille : mais au cas de liquide très épais ou de caséum, ne se résolvant pas en liquide, il ne faut pas compter guérir le malade sans cicatrice, et il est préférable de recourir aux méthodes qui doivent faire la part du feu, alors que l'ulcération est jugée inévitable.

Enfin là comme dans les ganglions sans propagation à la peau, il est bon de savoir qu'il est d'un bon pronostic de voir le liquide filant, un peu hématique, puis ensuite jaune citrin, fibreux, puis jaune très clair, limpide : ces états de liquide correspondent à un stade plus avancé de guérison de l'abcès.

L'observation qui suit montre un cas d'énorme ganglion, prêt à ulcérer la peau, qui fut calmé par les injections répétées, mais dans lequel persista une masse fongueuse impossible à dissoudre par les liquides modificateurs. Après incision et évacuation le résultat esthétique est des plus satisfaisants.

Obs. XV. — Ol. René, 12 ans et demi. — *Adénite sous-maxillaire suppurée, sous-cutanée avec envahissement de la peau et imminence de destruction cutanée. Guérison par des ponctions rejetées sans aucune injection modificatrice.*

1° Un gros ganglion sous-maxillaire, unique, du volume d'un œuf de pigeon a envahi le tissu cellulaire sous-cutané, et la peau rouge violacé, tendue, prête à se fistuliser, à gauche. La peau est mince, a perdu sa couche cornée par longues squames.

2° Cicatrice rétro-auriculaire gauche d'un ganglion ouvert au bistouri. La cicatrice, rouge, surélevée, très visible, semble contenir encore des tissus tuberculeux en activité. Pas d'autres ganglions ramollis. Bon état général. Pas de lésions dentaires, (*schéma* 3).

Ponction capillaire le 14 octobre, ramenant 6 centimètres cubes de pus bien lié, verdâtre, épais, avec quelques grumeaux. La peau est tellement compromise qu'on a tenté de ponctionner en plein abcès avec un petit trocard pour vider le ganglion de ses fongosités. Les jours suivants le ganglion se remplit lentement, mais la peau reste très atteinte, rouge, luisante, violacée, d'aspect vernissé qui fait redouter une fistulisation rapide.

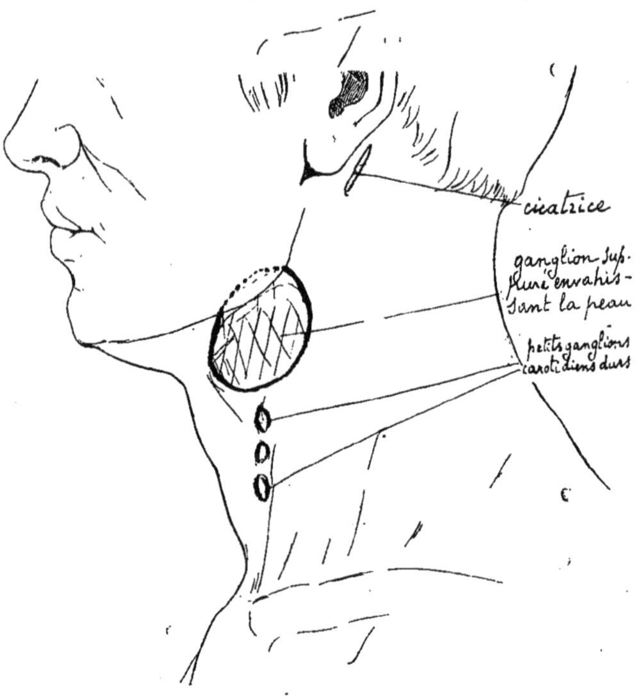

SCHÉMA 3.

20 *octobre*. — Ponction capillaire amenant trois centimètres de pus verdâtre, bien lié, coulant bien, sans grumeaux. On décide alors les ponctions rejetées et à de courts intervalles.

22. — Deux centimètres cubes de pus hématique, coulant bien. Même état de la peau. Le ganglion est vide après la ponction, mais on sent sous la petite poche ainsi vidée, une infiltration très volumineuse.

23. — Un centimètre cube de liquide hématique, fluide, clair. La peau est beaucoup moins violacée. La couleur devient voisine de la normale, mais la peau reste mince. Le ganglion, du volume d'un œuf de pigeon fond peu à peu, mais on le sent encore nettement volumineux et dur, sous l'abcès superficiel.

24. — Un centimètre de liquide clair, hématique. La peau restant irritée on institue des pansements humides à l'eau alcoolisée.

25. — Un centimètre de liquide hématique. La peau est moins violacée.

26. — Un centimètre de liquide hématique. La peau a perdu sa teinte violacée mais reste rouge. Le ganglion, jusqu'alors douloureux devient indolore.

27. — Etat stationnaire. Un centimètre de liquide clair, hématique.

28. — La peau a repris au centre de l'abcès sa couleur normale, et son épiderme paraît résistant. Mais une couronne rouge violacée entoure ce centre d'apparence normale. Un centimètre de liquide hématique est amené par la ponction, faite comme les précédentes avec une fine aiguille du modèle employé pour les injections médicamenteuses intra-veineuses.

29. — La peau s'est rétractée insensiblement, si bien que le centre de l'abcès se confond avec la peau située plus haut, plus près du maxillaire. Il en résulte que la peau du malade a pris la forme d'un fer à cheval occupant la partie moyenne de l'abcès. Ponction capillaire blanche.

30. — La peau est redevenue de couleur normale, sauf à la partie moyenne où elle reste rouge et mince ; de plus dans le tiers supérieur de l'abcès la peau est rosée, mais peu résistante encore. Ponction capillaire blanche.

2 *novembre*. — Même état. Un demi centimètre de liquide filant, hématique.

3. — Encore dur, beaucoup moins volumineux, le ganglion se

déprime en cupule profonde après chaque injection. Un demi centimètre de liquide clair, hématique.

4. — Même résultat de la ponction. Même aspect.

6. — La peau est moins rouge à la partie moyenne, mais reste très mince. Un demi centimètre de liquide clair, légèrement hématique.

8. — L'infiltration péri-ganglionnaire s'étend peu à peu résorbée, le ganglion devient perceptible sous forme d'une coque très épaisse encore. On en retire un quart de centimètre de liquide séreux, presque incolore.

13. — Même état. Un demi centimètre de liquide séro-hématique très clair.

16. — Par suite de la rétraction cicatricielle de la peau la zone de la peau malade est maintenant reportée à la partie supérieure du ganglion, où, distendue par les cicatrices sus et sous-jacentes, elle occupe une largeur de un centimètre environ. Un demi centimètre de pus hématique, filant avec des grumeaux est retiré.

17. — La peau est de moins en moins irritée. On retire un demi centimètre de pus hématique, clair, filant.

18. — La peau reprend sa consistance normale. Un demi centimètre de liquide hématique, filant.

19. — Même état. Même liquide.

20. — La peau se rétracte, prend de l'épaisseur, reste rouge sur une bande de forme irrégulière. Un demi centimètre de pus hématique, filant.

29. — Peau rouge sur une bande occupant la partie moyenne du ganglion et large de un demi centimètre. Amincie en cet endroit seulement, la peau est rosée et irritée dans le tiers supérieur de l'abcès, normale dans la partie la plus déclive. Un centimètre de liquide clair hématique.

24. — Peau normale, sauf pour la bande rouge décrite le 23 novembre. Après la ponction qui amène un quart de centimètre de liquide clair, hématique, le ganglion ne fait aucun relief. On ne sent

presque en aucun point la masse ganglionnaire, représentée par un bourrelet circulaire, surtout épais à la partie déclive.

26. — La peau n'est rouge en aucun point, rosée à la partie moyenne. Sauf à la partie déclive ou un demi anneau dur révèle sa présence, le ganglion est à peu près complètement résorbé. La ponction amène un quart de centimètre d'un liquide séro-hématique très fluide.

27. — Peau rosée, un quart de centimètre de liquide séro-hématique, très peu coloré.

28. — Un demi centimètre de liquide jaune citrin.

29. — Un quart de centimètre de liquide jaune citrin.

1er *décembre* 1909. — Le ganglion a une peau rosée un peu mince par endroits, mais d'aspect normal sur presque toute son étendue. La surface est anguleuse, vallonnée. On ne sent aucune infiltration profonde. Mais il existe une cicatrice profonde, car la peau est immobilisée dans sa profondeur et des brides se sont formées qui maintiennent, dans le tissu cellulaire sous-cutané, la peau malade aux profonds, ce qui détermine des plis de la peau saine au voisinage du tissu de cicatrice.

9. — Du liquide est réapparu, mais la peau est rosée.

14. — Le ganglion est maintenant modifié totalement dans sa forme comme dans sa couleur. Toute la zone périphérique est redevenue à l'état normal et il ne s'y présente aucune induration. Mais un bourrelet rosé, à peau amincie et pourtant solide, présentant au toucher le consistance d'une peau tapissée de fongosité molle, occupe toute la partie médiane et limitant toute la lésion ancienne. Pour dissoudre ces fongosités on injecte un quart de centimètre cube d'huile iodoformée, après une ponction blanche.

15. — Ponction blanche pansement compressif.

21. — Peau rouge, squameuse, mais diminution du bourrelet supérieur.

27. — Un demi centimètre de liquide citrin, très épais, coulant mal. La peau présente un petit bourrelet : pansement humide.

30. — Une fistule s'est produite au point où était faite la dernière ponction, trop près de la lésion. Par expression on ramène un peu de liquide épais, sans aucun débris fongueux.

11 *janvier* 1910. — Il ne reste plus qu'un bourrelet, gros comme le petit doigt, long de 3 à 4 centimètres, occupant la partie médiane du ganglion, dont il ne reste rien autre. Ce bourrelet (*schéma* 4), présente une peau rosée, mais solide quoique fort mince, ulcérée à

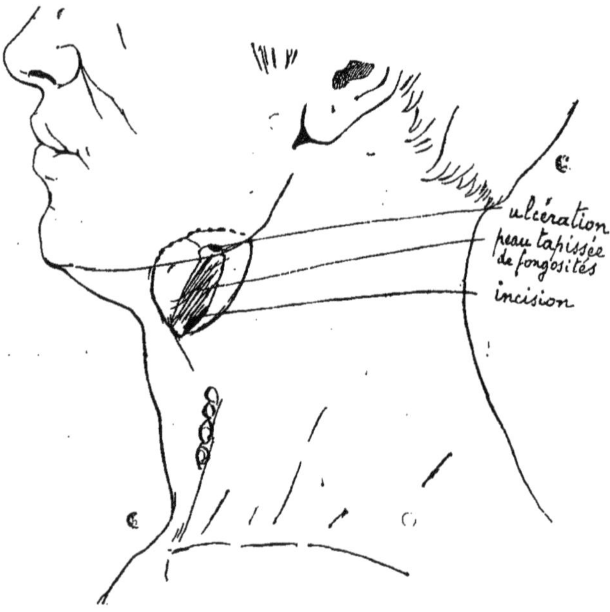

SCHÉMA 4.

son extrémité supérieure, au lieu où s'est fistulisée la ponction. On perçoit des masses fongueuses.

Incision de un centimètre à la partie déclive. Expression et curettage amenant gros comme une noisette de fongosités. Pansement à l'eau d'Alibour.

17 *février*. — Les pansements à l'eau d'Alibour ont été continués ; mais les fongosités qui tapissent la peau n'ayant pas été complètement détruites ont seulement continué à se produire par les deux

petits orifices supérieurs et inférieurs. On fait donc une injection d'éther iodoformé dans ces orifices, injections qui font un dépôt d'iodoforme sur les parois malades de la peau décollée.

10 *mars*. — La cicatrisation est complète, mais deux injections d'éther iodoformé ont été pratiquées depuis le 17 février. Une croûte existe encore sur la fistule supérieure.

Dans beaucoup de cas il n'existe point de vaste décollement, pas d'invasion du tissu cellulaire et de la peau sur une grande étendue. Mais au cours d'un traitement conduit avec prudence, cependant, on voit un envahissement localisé de la peau, au droit d'un ganglion. Parfois aussi, on est en présence d'un malade soigné trop tard et qui présente, lorsque le médecin est appelé, un envahissement localisé de la peau.

C'est généralement un point violacé, plus ou moins déprimé, à peau mince où va se produire la fistule. Parfois c'est au contraire un point jaune, plus ou moins en relief, ou bien encore une desquamation de la couche carnée en larges squames sèches, recouvre le point malade, bulbeuse, lisse, visiblement très mince. Il est délicat de savoir s'il convient ou non de considérer la fistule comme inévitable : c'est là une affaire d'appréciation que seule peut donner une expérience assez considérable.

Si l'on n'intervient pas, la fistule se créé, et chaque jour, à moins de soins minutieux, l'ulcération va augmenter : d'ailleurs cette fistule, même spontanée est beaucoup moins redoutable si le ganglion a été traité déjà par des ponctions et des injections modificatrices qui ont limité l'activité des lésions.

Si l'on intervient, au contraire, on est maître de la situation de façon presque absolue en faisant l'intervention assez précoce. On peut, ou bien ponctionner le point le plus malade avec un gros trocard, ou bien encore au bistouri. Mais, dans ce cas, il faut bien savoir que l'ulcération secondaire sera toujours plus grande que l'incision faite par le chirurgien ; la plaie augmentera de dimension durant deux ou trois jours.

Ce sont là des faits dont il faut être prévenus. Mais il faut bien savoir également qu'il est facile de limiter l'ulcération par un attouchement au nitrate d'argent.

L'incision faite, on exprime fortement le ganglion et on en peut ainsi faire sortir en une seule séance tout le caséum. Quant apparaît une légère hémorrhagie, il convient de cesser l'expression, car elle a alors donné tout le résultat qu'on pouvait attendre d'elle.

On fait ensuite des pansements soit à l'alcool, soit mieux avec l'eau d'Alibour modifiée :

Sulfate de cuivre	2 grammes.
Sulfate de zinc................	7 grammes.
Safran.........	0 gr.40.
Eau saturée de camphre........	200 grammes.

Quand on se trouve, non en présence d'un ganglion isolé, mais d'une masse ganglionnaire, on peut successivement vider tous les ganglions de cette masse par l'ulcération produite. On peut alors agir sur le ganglion perforé avec une grande intensité, car on n'a plus à craindre d'ulcération de la peau étendue.

Enfin, dans certains cas où l'ulcération est suffisante, on peut enlever à la curette les débris caséeux ou les fragments qui adhèrent à la paroi du ganglion et que ne sauraient faire les injections modificatrices, même l'éther iodoformé, très recommandable dans ces cas.

Obs. XVI. — Pien. Yvonne, 14 ans. Entrée le 14 mai 1909. — *Malade portant de nombreux ganglions carotidiens. Traitement des plus volumineux par injections modificatrices et ponctions. Les autres sont soumis à l'action du traitement général seul.*

Etat général médiocre. Une masse ganglionnaire du volume d'un gros œuf de pigeon, dans la région carotidienne supérieure gauche. Cette masse semble composée de plusieurs ganglions, sans qu'il soit possible de les délimiter de façon même imprécise. Elle est mobile sur les places voisines. A sa partie supérieure est la cicatrice d'un ganglion fistuleux, cicatrisé depuis l'arrivée de l'enfant à Berck.

Toute la chaîne carotidienne apparaît, à droite comme à gauche, exagérée par des ganglions du volume d'un pois ou d'une noisette.

Pas de lésions dentaires (*schéma* 5).

2 *Novembre.* — On fait prendre à l'enfant de la viande crue, et de l'huile de foie de morue.

12. — On a fait sans résultat trois injections de calomel dans la masse ganglionnaire. Injection de un demi-centimètre cube d'huile gomenolée à 50 %.

13. — Réaction violente, douloureuse. La peau est ridée, rouge, infiltrée, adhérente aux plans sous-jacents. La masse ganglionnaire doublée de volume, est devenue très douloureuse. Au pôle supérieur est apparue une phlictène et un petit point blanc, ébauche d'ulcération.

La ponction faite de loin, amène facilement 5 centimètres cubes d'un liquide très épais, filant, peu grumeleux. Le ganglion reste dur.

Pansement humide en permanence.

15. — Peau enflammée, rouge, sur toute l'étendue du ganglion qui est de consistance pâteuse. Pas de fistulisation comme on le redoutait. Fluctuation profonde. Pas de douleur.

Ponction : un demi-centimètre d'un liquide très épais, visqueux, filant, peu coloré en rouge, sans grumeaux. Injection de un quart de centimètre cube d'huile gomenolée à 1 %.

10. — L'irritation péri-ganglionnaire est calmée, mais la ponction révèle un tissu ramolli, non liquéfié. Injection de un quart de centimètre cube d'huile gomenolée à 20 %.

17. — Le ganglion n'est pas liquéfié, mais a une consistance pâteuse. Le pus non liquide suffisamment ne peut passer par l'aiguille.

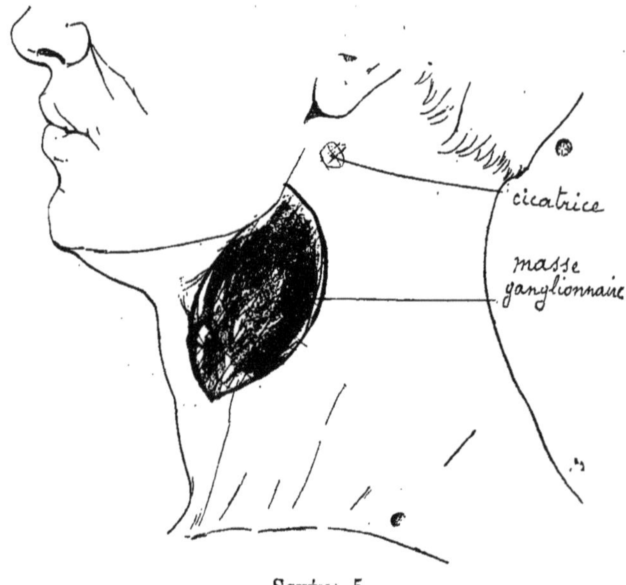

Schéma 5.

L'irritation cutanée est calmée, mais l'infiltration du tissu cellulaire non cutané persiste. De consistance pâteuse, le ganglion ne présente pas de fluctuation nette. Injection de un centimètre d'huile gomenolée à 20 %.

18. — Aucun résultat appréciable.

21. — La peau redevient mobile sur presque toute l'étendue de la masse ganglionnaire. Injection de un quart de centimètre cube d'huile gomenolée à 50 %.

23. — Fluctuation nette. L'aiguille pénètre dans une cavité ganglionnaire d'où l'on retire avec difficulté un demi-centimètre cube d'un liquide épais, grumeleux, filant, muqueux, de couleur rouge-brun. Comme il existe un point menaçant de un centimètre de diamètre environ, on ne fait aucune injection modificatrice nouvelle.

25. — Peau rouge au pôle supérieur du ganglion. Fluctuation nette, superficielle. Ponction amenant un cent. et demi de pus franc, verdâtre, suivi d'un liquide filant, très hématique. La ponction révèle une cavité ganglionnaire considérable, et tout autour des masses molles, fongueuses.

26. — Peau rouge, peu tendue. La ponction donne un demi centimètre cube de liquide très épais, filant, hématique, coulant avec une grande facilité.

28. — *Deux points de la surface cutanée sont violacés* : pas de fluctuation. On injecte, malgré la menace d'ulcération, un quart de centimètre d'huile gomenelée de 50 °/₀.

29. — Ganglion rouge, avec deux points violacés en relief. Ponction : 2 cent. et demi de liquide très épais, filant, hématique en certains points, verdâtre en d'autres : comme si divers abcès se vidaient successivement. Pas de grumeaux. Après la ponction la masse ganglionnaire est affaissée et les deux points violacés apparaissent déprimés.

30. — Ganglion rouge, tuméfié, fluctuant, un cent. et demi de liquide rouge, filant.

1er *décembre*. — Un point violacé menace de faire fistule, mais le reste de la peau donne une expression de résistance suffisante, pour qu'on ajourne la ponction en plein ganglion au point menacé. Ponction amenant un demi centimètre cube, de pus rouge, filant, bien lié, épais.

2. — Ponction au lieu malade, avec le petit trocard de Calvé. Expression amenant 5 centimètres de caseum et de sang.

3. — Un long trajet conduit au fond de la masse ganglionnaire caséifiée, mais non ramollie. On râcle à la curette le caséeux le plus

proche et on injecte très profondément un centimètre cube de thymol camphré.

4. — La peau est rouge, la fistule n'est pas ferme et on exprime 4 à 5 centimètres de pus bien lié, épais, avec des débris caséeux. Injection profonde de un centimètre de thymol camphré, additionné d'éther : on n'a pas à craindre en effet des phénomènes de distension, puisqu'il y a fistule.

5. — 6 centimètres de pus grumeleux, épais, blanchâtre, sont amenés par expression. Injection de thymol camphré.

6. — 4 centimètres de caséum, sont amenés par expression. On injecte de l'éther iodoformé pour liquéfier les débris caséeux.

7. — Peu de résultats : nouvelle injection d'éther iodoformé. La peau présente de légères lésions épidermiques.

8. — Débris caséeux.

9. — Rares débris caséeux. La pression ne ramène presque rien et il semble que les lésions de péri-adénite sont surtout marquées. On fait un badigeonnage intérieur à la teinture d'iode avec un peu de coton monté sur un stylet. Pansement humide à l'eau d'Alibour, coupée de moitié eau, à cause des érosions superficielles.

12. — Fistule fermée, entourée d'une zone de peau excoriée de un centimètre environ. Ganglion dur encore à la partie déclive, rude et flasque pour le reste. Mais il semble qu'il y ait une masse dure, profonde, derrière l'angle du maxillaire. L'aiguille y pénètre et on y injecte de l'huile iodoformée créosotée.

15. — Par expression, on amène gros comme un pois de caséum. On injecte de nouveau profondément de l'huile iodoforme. La péri-adénite se résorbe.

17. — Toute péri-adénite a disparu. La fistule est cicatrisée et laisse une trace minime. On sent superficiellement un ganglion dur, sclérosé, aplati, mais caché, derrière lui sont des ganglions volumineux. La chaîne carotidienne est prise jusqu'à la clavicule, mais le ganglion est rétrocédé légèrement. On décide de suspendre toute médication durant quelques semaines, pour laisser s'étendre l'irritation péri-ganglionnaire.

4 *janvier* 1910. — Dans la coque vide du ganglion superficiel, on sent un autre ganglion du volume d'une amande verte. Par la fistule cicatrisée, on passe une aiguille pour injecter un quart de centimètre de thymol camphré.

6. — Ramollissement du ganglion injecté, qu'on aspire par la fistule ouverte.

On amène beaucoup de caséum très dense, et du pus hématique, bien lié.

Nouvelle injection de thymol, pansement humide.

7 et 8. — Plusieurs ganglions sont ramollis et exprimé dans la fistule. Le plus volumineux est situé en bas et en avant des autres.

9. — Peu de liquide, pas de caseum : injection de thymol.

10. — Expression amenant gros comme un pois de caséum blanc. Les ganglions semblent vidés. On curette le ganglion superficiel, qui contient quelques débris fongueux. Pansement humide.

15. — Les ganglions traités sont vidés, affaissés. La fistule est fermée mais les ganglions carotidiens inférieurs persistent, peu diminués. L'enfant est mis à la solution arsénicale phosphorée, huile de foie de morue, viande crue. L'état général est excellent.

10 *février*. — On perçoit une masse indurée du volume d'un pois, au lieu des ganglions traités. Toute la chaîne ganglionnaire est en régression. Bon état général : cicatrice rosée de un centimètre de diamètre plane.

Obs. XVII. — D..., Marguerite. — 3 ans, *Ganglion ramolli traité par injection de thymol, guérison après expression. Pas de cicatrice visible.*

Ponction en plein ganglion.

Cicatrices multiples de ganglions fistulisés à la région cervicale. Gomme cicatrisée de la jambe.

Ganglion carotidien inférieur gauche, du volume d'une noix, avec peau tendue, rouge foncé. Très mauvais état général : viande crue, huile de foie de morue tous les jours à partir de 1er septembre.

1er *septembre* 1909. — Ponction : un demi cent. cube de liquide séro-purulent. Injection de quelques gouttes de thymol camphré.

3. — Ponction : un centimètre de liquide épais, grumeleux, verdâtre. Injection de quelques gouttes de thymol camphré.

5. — Quelques gouttes seulement de pus très épais, des grumeaux obstruent partiellement l'aiguille. Injection de quelques gouttes de thymol camphré.

7. — Le ganglion est rouge, tendu, violacé. La ponction ramène 3 centimètres de liquide épais et grumeleux : le ganglion paraît vidé, mais est encore très volumineux.

19. — Le liquide s'est reformé rapidement : un centimètre cube de pus très grumeleux. Injection de thymol camphré.

21. — Peau très rouge. Le pus est très épais, grumeleux, coulant avec difficulté. Injection de quelques gouttes de thymol.

22. — Liquide très épais et très filant. Injection de thymol.

23. — Liquide purulent, un centimètre cube. Grumeaux abondants. Le ganglion n'est pas complètement vidé, et une grande quantité de tissu n'est pas liquéfié.

25. — Les ponctions précédentes faites avec une aiguille ne pouvant ramener les débris caséifiés, on ponctionne médiatement avec un petit trocard du modèle du Dr Calvé et on ramène d'abondantes fongosités.

27. — La ponction n'ayant pas réussi à vider le ganglion, la peau est rouge violacé, de plus en plus menacée. Elle présente même un point blanc de sphacèle : ce point est ponctionné directement avec un trocard et par aspiration d'abord, par expression ensuite, on vide à peu près le ganglion, qui était rempli de débris durs caséifiés.

29. — Nouvelle expression du ganglion, amenant un liquide hématique et des débris caséeux.

4 *Octobre*. — Fistule fermée : on sent encore le ganglion sous la cicatrice.

19. — Le ganglion est dur, la peau est rouge, vidée. Ponction blanche.

20. — Un point blanc de sphacèle est ponctionné, un demi centimètre de fongosités est amené par expression.

21. — Nouvelle expression : le ganglion est vidé complètement.

2 *Décembre* 1909. — Coloration rosée de la peau sur une étendue de 2 à 3 centimètres avec une croûtelle grosse comme une tête d'épingle à l'emplacement de la dernière ponction d'un point sphacélé.

Très bon état général.

S'il est des cas où le traitement méthodique de l'adénite bacillaire donne rapidement des résultats, s'il en est où la marche de l'affection est régulière, où les fongosités liquéfiés sont opérées sous forme de liquide de plus en plus limpide, s'il est d'autres cas moins favorables où le ganglion peut être tout entier évoqué par l'orifice minime d'une ponction ou d'une incision, il est des cas particulièrement rebelles ou des poussées successives favorisent l'envahissement des tissus voisins, lors de la lésion primitive, et augmentent singulièrement la durée de la maladie.

Il nous a été donné d'examiner chaque jour un malade soigné par M. Andrieu, et durant son absence par M. Calvé. Ce malade, dont nous rapportons l'observation, présentait cette particularité fâcheuse de faire continuellement des poussées tuberculeuses dans le tissu cellulaire de la région malade, cela à une grande distance du ganglion. En somme, ce qui est intéressant dans l'observation qui suit, c'est que longtemps après la guérison des ganglions traités, il fallut lutter contre l'infection très marquée du tissu cellulaire sous cutané. Nous insistons particulièrement sur l'utilité des ponctions répétées qui permirent de limiter une infection dela peau très étendue. On ne put malheureusement pas empêcher la fistulisation, mais du moins celle-ci fut-elle minime et laisse une cicatrice insignifiante.

Obs. XVIII. — Henri H..., 29 ans. — *Ganglions tuberculeux carotidiens traités par injections et ponctions. Invasion du tissu cellulaire et infiltration de la peau. Vaste abcès sous-cutané fistulisé, incisé, curetté et guérison avec une cicatrice punctiforme.*

Antécédents. — Ganglions inguinaux droits bacillaires suppurés en 1887. Rougeole, scarlatine, puis poussée de rhumatisme articulaire aigu avec endocardite et pleurésie en 1894. L'hiver suivant, gros engorgement des ganglions sous-maxillaires, durant plusieurs mois. Typhoïde en 1903. Pas de syphilis.

Depuis janvier 1909, insomnie et somnolence, fatigue intellectuelle et physique, modifications du caractère, troubles généraux marqués, qu'on pense bien à des phénomènes intestinaux. L'examen du malade est alors pratiqué minutieusement par M. Oettinger et aucun signe de tuberculose n'est décelé : c'est en mai 1909 que paraissent les premiers phénomènes locaux. Dans la région carotidienne droite grossit un ganglion haut situé, d'abord immobile, bientôt entouré d'une zone inflammatoire. A la fin d'août, ce ganglion atteint le volume d'un gros œuf de pigeon et est atteint d'une zone inflammatoire considérable.

27 *Août* 1909. — M. Papillon constate la présence de deux ganglions, prétrachéal siégeant au niveau des premiers anneaux de la trachée, atteignant le volume d'une amande, fluctuant, tendu, recouvert d'une peau rouge, incolorée, très mince, sur le point de s'ulcérer. L'autre, volumineux atteint le volume d'un œuf de poule. Situé dans la région carotidienne, il déforme la région ou il se manifeste comme une énorme voûssure. La peau, rouge, infiltrée revêt l'aspect classique de la peau d'orange : le ganglion n'est pas ramolli.

30. — Le ganglion prétrachéal menace la peau : l'état général est de plus en plus altéré : sueurs nocturnes, asthénie, somnolence, amaigrissement de 2 kilogs depuis le 10 août. Départ pour Berck.

31. — Le Dr Andrieu ponctionne le ganglion prétrachéal. On en retire avec difficulté quelques gouttes de liquide épais et grumeleux, verdâtre. Une injection d'éther iodoformé est faite, fort douloureuse. La sensation de brûlure et de tension dure de quatre à cinq heures, le malade étant très nerveux et déprimé.

1er *Septembre.* — La ponction, faite avec une aiguille de moyen calibre, amène 2 centimètres cubes de liquide clair, hématique,

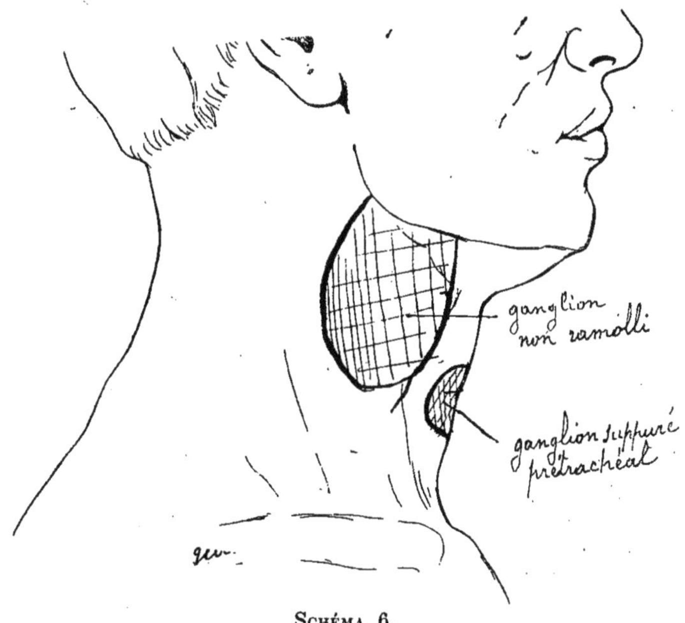

Schéma 6.

filant, coulant bien. Le ganglion reste dur, mais la peau, violacée, est cependant beaucoup moins tendue.

2. — Le ganglion se remplit rapidement et la peau est de nouveau tendue.

4. — La ponction amène 3 centimètres de liquide très fluide, hématique. Après la ponction, le ganglion apparaît beaucoup moins dur, mais l'infiltration péri-ganglionnaire reste manifeste. La peau est encore rouge, mais n'a plus de teintes violacées : elle n'est plus tendue.

5. — Même état du ganglion prétrachéal. Il semble que la périadénite du ganglion latéral carotidien diminue. Pourtant on constate au pôle supérieur de ce ganglion, en regard de la corne de l'kyoïde un point nettement douloureux.

6. — Le ganglion prétrachéal a perdu la rougeur de la peau qui le recouvre.

10. — La ponction amène hors du ganglion prétrachéal 2 centimètres de pus fluide hématique.

16. — Durant ces premiers jours du séjour à Berck, le ganglion latéral carotidien a évolué rapidement. De consistance pâteuse, il est douloureux dans tout son pôle supérieur, adhère à la peau rouge et atteint le volume d'un œuf de poule. Le ganglion prétrachéal contient également du liquide, mais en petite quantité et ne présente aucune menace pour les téguments superficiels : la peau est infiltrée sur toute la région relevant de la mastoïde au maxillaire en haut et à deux travers de doigt au-dessus de la clavicule en bas.

La ponction du ganglion latéral, carotidien, faite avec une aiguille de moyen calibre, amène un centimètre cube de liquide épais, verdâtre, grumeleux, s'écoulant avec la plus grande difficulté. On injecte quelques gouttes de thymol camphré, additionné d'un peu d'éther. Le liquide injecté est d'ailleurs aspiré immédiatement, l'aiguille restant en place. Pas de douleur au moment de l'injection du liquide modificateur.

17. — Durant une partie de la journée et presque toute la nuit, des sensations douloureuses sont apparues dans les ganglions malades, sensations de tension et de brûlure. Le matin du 17, les deux ganglions sont rouges, très tuméfiés, douloureux. La peau a pris un aspect squameux par suite de l'éclatement de la couche carnée en divers points. Le pus retiré par ponction est peu abondant : 2 centimètres de pus très épais, hématique, filant, sans grumeaux. On constate la présence d'une communication établie entre les deux ganglions. On vide ainsi complètement le ganglion prélaryngé, qui reste affaissé, alors que le ganglion carotidien latéral, reste volumineux et dur.

20. — Les ganglions sont rouges, mais peu tendus. 4 centimètres cubes de pus hématique, très liquide, sont retirés par la ponction, qui paraît avoir vidé complètement les ganglions.

26. — Le liquide se reforme lentement, mais l'abcès, devenu très superficiel, envahit de proche en proche le tissu cellulaire sous-cutané. Un bourrelet induré, en relief, rouge violacé, limite en bas ce décollement qui gagne peu à peu.

30. — L'état des abcès est le même. On retire par ponction 3 centimètres de pus épais. Injection de thymol camphré.

1er *octobre.* — Peau rouge, amincie, violacée. Un bourrelet inflammatoire en forme de croissant à concavité supérieure circonscrit le décollement qui descend de plus en plus. La nuit a été troublée par des sensations de tension et de brûlure dans les abcès. 5 centimètres de pus filant, hématique, sans grumeaux, sont retirés par ponction.

4. — Le malade ayant été faire un court voyage, les ganglions se sont rapidement remplis, rouges, douloureux, tuméfiés, très flucuants, ils sont recouverts d'une peau des plus minces et menacent de se fistuliser. La tension est telle que plusieurs fois durant la nuit, le malade est brusquement réveillé lors de changements de position ne laissant pas les muscles du cou dans un état suffisant de relâchement : l'abcès est nettement constitué par un envahissement et une distention du tissu cellulaire.

5. — 8 centimètres cubes de pus très fluide, rougeâtre, sans grumeaux s'écoulent avec la plus grande facilité lors de la ponction. Les ganglions apparaissent alors aplatis et vides, mais le décollement est toujours limité par un croissant induré, douloureux et rouge (*schéma* 7).

6. — L'épanchement se reproduit dans les deux ganglions.

8. — L'abcès est peu tendu, le ganglion supérieur est plein, mais le ganglion pré-trachéal est peu tendu. Après une ponction qui amène 3 centimètres cubes de pus très liquide, les ganglions sont aplatis, flasques, et seule persiste la limite indurée inférieure du décollement, zone en activité de la lésion. Mais la peau reste rouge, mince, violacée, et la menace d'ulcération persiste.

15. — La peau reste rouge, violacée, irritée, mais le liquide ne se reproduit qu'avec la plus grande lenteur. La ponction ne retire que un centimètre et demi de liquide très clair, séro-hématique, non grumeleux, coulant bien. Les ganglions sont vides. On ne peut plus faire refluer de liquide du ganglion latéral, supérieur, dans le ganglion inférieur, médian, qui n'est plus perceptible, sans doute cicatricé.

18. — Après douze ponctions, une injection d'éther iodoformé, deux injections de thymol, le ganglion prétrachéal, si menaçant, est

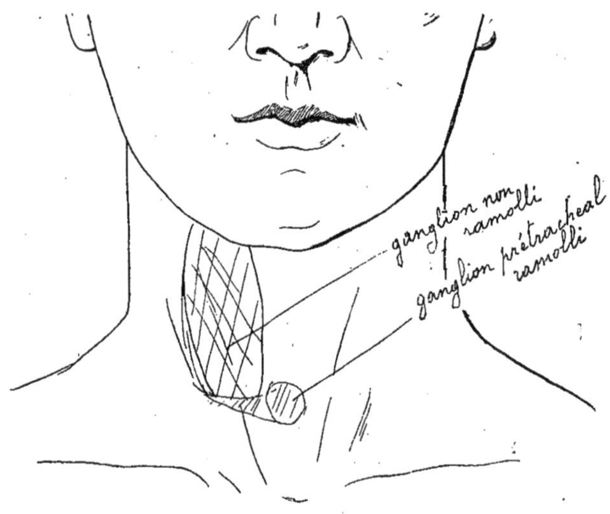

Schéma 7.

cicatrisé. Mais le ganglion latéral a été le point de départ d'une propagation menaçante du tissu cellulaire sous-cutané et à la peau qui reste très menacée. La lésion reste en activité, et la preuvé en est dans le bourrelet induré, rouge et douloureux qui limite en bas le décollement, et aussi dans l'état de la peau rouge, violacée, sèche, pityriasique sur une hauteur de 4 à 5 centimètres : il est certain que toute sa face profonde est tapissée d'une couche de fongosités. Enfin, du bord supérieur du décollement part un volumineux cordon induré se terminant au niveau de la petite corne de l'hyoïde par un nodule cutané prêt à s'ulcérer.

M. Calvé, remplaçant M. Andrieu absent, propose alors de traiter les abcès par des ponctions répétées, sans injection modificatrice : ponctions capillaires.

19. — Même état, un cent. et demi pus rougeâtre, très filant et clair. Le ganglion est vidé.

20. — 2 centimètres de liquide fortement hématique : l'abcès est vide. Etat stationnaire.

21. — L'état de la peau reste inquiétant, mais le nodule cutané pré-hyoïdien entre manifestement en régression, un cent. et demi de liquide très clair.

22. — La peau reste irritée, pityriasique, mais beaucoup moins rouge. Dans les deux tiers supérieurs du décollement elle a repris sa coloration normale. Le nodule cutané pré-hyoïdien est presque aplati et ne menace plus de s'ouvrir au dehors. Le bourrelet qui limite inférieurement le décollement est diminué d'épaisseur et n'est plus douloureux. On retire un cent. et demi de liquide séro-hématique, filant.

23. — La peau est d'aspect peu résistant, rouge encore pourtant à la partie la plus déclive, mais de coloration normale pour le reste. La ponction retire un demi centimètre cube de liquide hématique très clair.

25. — Peau rouge un peu tendue. La cavité de l'abcès diminue sensiblement. Peau non douloureuse : un cent. et demi de liquide hématique.

26. — La cavité de l'abcès diminue peu à peu, un demi centimètre de liquide séro-hépatique.

27. — La zone indurée est parfois douloureuse qui limite en bas le décollement diminue de jour en jour. Elle est imperceptible dans le tiers interne, linéaire dans les deux tiers externes. Mais la peau, sèche, pityriasique reste rouge à la partie déclive. On retire trois quarts de centimètres cubes de liquide hématique.

28. — Sauf à la partie la plus déclive où elle reste rougeâtre, sèche et finiment squameuse, la peau est rosée. Ni douleur, ni tension. Le ganglion sous jacent est représenté par un cordon gros comme le pouce, entouré de tissus indurés qui permettent difficilement son exacte délimitation. On retire 7 millimètres cubes de liquide très clair, hématique.

29. — La peau est de couleur normale, mais très épaisse et infiltrée : peau d'orange. A la partie toute inférieure du décollement, elle est rouge violacée. La paroi devient dure, épaisse, et du fait de la résorption de la péri-adénite on perçoit nettement le ganglion, gros cordon fibreux ayant son sommet au niveau de la corne de l'hyoïde, formé par le nodule cutané. La partie toute inférieure est au niveau du troisième anneau trachéal.

La ponction retire un demi centimètre de liquide clair, hématique.

30. — Peau dure et épaisse. Les parois s'accolent : un demi centimètre de liquide. L'irritation est calmée et la peau a repris sa couleur normale, mais avec une très grande épaisseur. Liquide peu coloré, un demi centimètre cube.

31. — Le tissu de sclérose se constitue peu à peu. Il faut faire effort pour traverser les parois de la poche. Celle-ci est très petite, et un demi centimètre cube de liquide suffit à la remplir. De multiples adhérences sont perçues par l'aiguille. La peau est dure, sclérosée. Des tractus fibreux de cicatrice sous-cutanée allant en haut vers la limite inférieure de décollement, la peau saine, amenant des plis verticaux caractéristiques : mais il existe toujours une grande infiltration de la peau, depuis l'angle du maxillaire jusqu'au bord postérieur du sterno-mastoïdien.

1er *novembre.* — La coque devient de plus en plus épaisse. Un sillon rouge de peau encore irritée limite en bas la lésion. Pour le reste la peau est épaisse, de couleur normale, très infiltrée, sur une zone haute de un centimètre environ, à la partie la plus déclive, elle est rouge violacé. On retire un demi-centimètre de liquide clair, hématique.

2. — Même état. Un quart de centimètre cube de liquide.

4. — La peau reste dans le *statu quo*, mais le ganglion diminue sensiblement : il est réduit à l'état de cordon du volume d'un crayon.

6. — Aucune modification, mais un peu de douleur à la pression sur toute l'étendue du décollement. Rougeur à la partie déclive. Un demi centimètre de liquide clair, hématique.

7. — La douleur a presque disparu. A l'inspection l'abcès ne fait plus de saillie appréciable. Un demi centimètre cube de liquide peu coloré.

11. — L'abcès qui était en excellent état le 8 novembre, est le siège d'une poussée nouvelle. Le liquide est reformé, peu abondant, mais suffisant pour transformer la poche aplatie en une petite tuméfaction visible à l'inspection. La peau est irritée, rouge sur presque toute l'étendue du décollement. On retire un centimètre cube et demi de liquide jaune foncé, filant, coulant facilement.

12. — La peau a repris son aspect ancien, rouge à la partie déclive seulement. Un centimètre cube de liquide à la ponction : il est jaune citrin.

13. — Rosée seulement à la partie déclive, de couleur normale pour le reste, la peau est revenue à son état habituel. On retire un quart de liquide citrin, un peu filant.

15. — L'abcès fait toujours un relief peu sensible qui disparaît après la ponction. La peau est très épaisse, très dure, avec infiltration scléreuse des tissus sous-jacents. On retire un centimètre de liquide clair, hématique.

16. — Peau moins épaisse avec infiltration péri-ganglionnaire beaucoup moindre. La zone ecchymotique, rouge clair de la déclivité a diminué de largeur. On retire un demi centimètre de liquide beaucoup moins coloré que celui de la veille et très fluide.

18. — Un demi centimètre de liquide hématique, très séreux. L'aiguille traverse dans l'abcès des cloisons néoformées. On perçoit une masse rude, dure, du volume d'un pois, sur le bord postérieure du sterno-mastoïdien.

19. — La peau est très épaisse seulement à la partie la plus déclive, et reprend à la partie supérieure sa tonicité normale. Elle reste ecchymotique à la partie toute inférieure du décollement. Liquide jaune, non hématique : un centimètre cube est retiré et l'abcès est vide. C'est un liquide filant que l'examen cytologique révèle riche en cellules. On y voit des polynucléaires déformés et des cellules nécrosées, ainsi que des lymphocytes dans la proportion de un pour trois polynucléaires : rare hématies.

21. — Un demi centimètre de liquide filant, de nouveau hématique.

24. — Peau très épaisse, non plus rouge violacée, mais rouge vif à la partie déclive. Le ganglion reste un cordon induré dont la partie supérieure fait une saillie du volume d'un pois, prenant toute l'épaisseur de la peau : tissu cicatriciel. L'aiguille ne peut traverser ces tissus résistants. La ponction, faite plus bas amène un demi centimètre de liquide, sero-hématique.

25. — Même état : un demi centimètre de liquide ambré.

1er *décembre.* — Peau tendue, un peu rouge. La pression de la poche donne une sensation de brûlure. La ponction amène 2 centimètres de liquide très clair, un peu rosé. Après évacuation de la poche sous-cutanée, on voit que le ganglion est transformé (schéma 8) en un cordon irrégulier, dur, divisé en deux parties par un étranglement. Les parties supérieure et inférieure du ganglion ont en se cicatrisant amené des troubles du derme et de l'hypoderme déterminant la chute des poils. Ceux-ci sont conservés dans le sillon intermédiaire aux deux parties supérieure et inférieure. La poche est flasque, sans infiltration perceptible profondément, mais la peau est infiltrée sur une grande étendue.

5. — Le liquide commence à se reproduire, mais la fluctuation n'est pas encore nette. Peau rosée.

6. — Peau un peu rouge. Fluctuation nette. La ponction amène 2 centimètres de liquide jaunâtre, un peu louche.

8. — Peau rosée. Un centimètre de liquide. Une compression

très serrée de l'abcès est faite alors, au moyen d'une bande de tarlatane.

9. — La peau est, lorsqu'on défait le pansement compressif, rouge, et l'épiderme corné est craquelé. On continue la compression.

11. — La peau garde le même caractère, mais paraît s'accélérer. On perçoit un léger empâtement retro-et sous-angulaire et un petit ganglion devient perceptible sur le bord postérieur du sterno-cleido-mastoïdien. On continue la compression.

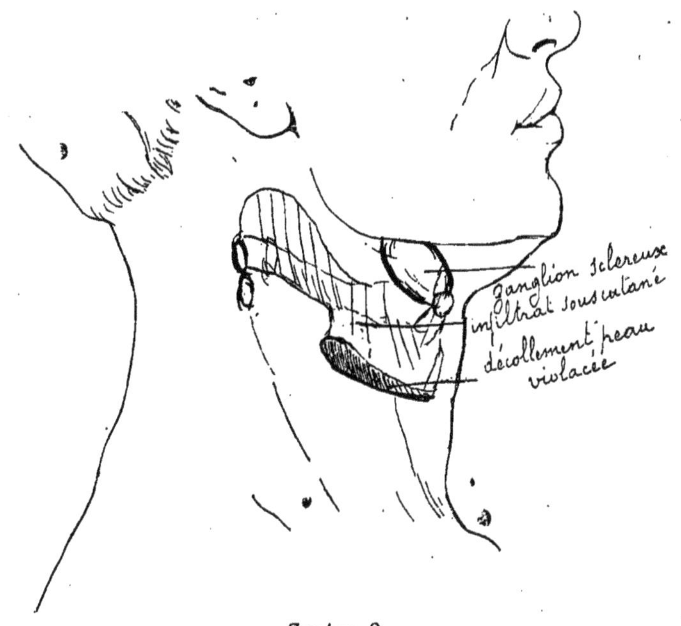

Schéma 8.

13. — Une poussée manifeste étant survenue, on cesse la compression. La peau est toujours dans le même état. Il ne semble pas y avoir de liquide. Mais on perçoit nettement, outre la cicatrice cutanée pré-hyoïdienne du ganglion traité, deux masses infiltrées, l'un sous-angulaire, adhérent à la peau, et faisant si bien corps avec elle qu'il y a discussion sur la nature de la masse perçue, en outre sur le bord postérieur du sterno-cléido mastoïdien. Ce dernier est gros comme un pois et mobile.

14. — Le liquide s'est reproduit subitement en abondance et le décollement est apparu plus grand qu'il ne l'était avant la compression. On relie 4 centimètres d'un liquide jaune trouble, filant. Même état des autres ganglions. On ne peut affirmer si la masse angulo-maxillaire droite est un ganglion adhérent à la peau ou une propagation cutanée de la tuberculose ganglionnaire, partie du décollement cutané que cette masse limite en haut.

15. — L'irritation cutanée se calme : ponction : 2 centimètres de liquide jaune un peu trouble, mais moins louche que celui de la ponction précédente.

17. — Peau irritée, avec plaques dépourvues de couches cornées. Ponction 2 cent. cubes et demi de liquide hématique filant.

18. — Même état : un centimètre de liquide séro-hématique, louche.

20. — Peau calmée, restant rouge cependant sur une hauteur de 2 centimètres sur toute la partie déclive du décollement. Ponction un cent. et demi de liquide hématique.

22. — Ponction : 2 cent. et demi de liquide séro-hématique, trouble.

23. — Peau rouge, mais balant un peu. Il semble que l'irritation est de plus en plus limitée à une étroite bande située à la partie déclive de la poche. Ponction : un cent. et demi de liquide séro-hématique.

27. — Ponction : un cent. cube de liquide citrin, trouble.

29. — Un demi-centimètre de liquide trouble, non hématique ; la poche semble vidée, mais quand on palpe la région infiltrée sous-jacente du liquide remuant, perceptible à la palpation.

30. — On retire très peu de liquide, mais on sent sous la peau une fausse fluctuation, due à des masses fongueuses. Or la peau est très rouge et mince pour qu'on puisse, sans craindre de grands délabrements, injecter une substance modificatrice.

1er *janvier* 1910. — Fistulette minuscule par où on fait sourdre du liquide en assez grande abondance, mais pas de fongosités. Pansement à l'alcool. Le soir la fistule semble fermée.

4. — A l'excès on trouve la peau rouge violacée sur une étendue de 3 à 4 centimètres en longueur, de 2 centimètres en hauteur. On y voit l'orifice de la fistule, d'où l'expression fait sourdre du liquide clair, sans masses fongeuses.

Le cordon de péri-adénite qui s'étend oblique en dehors du sommet du décollement au petit ganglion situé sur le sterno-cléido-mastoïdien subit une poussée douloureuse manifeste.

5. — La peau est rouge violacée, et l'épiderme corné disparaît.

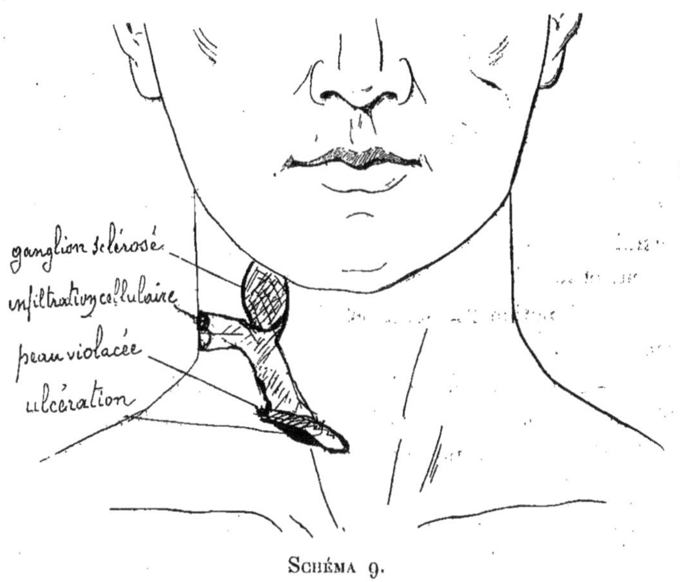

Schéma 9.

7. — Apparition d'une seconde fistule, située au-dessus de la première. Incision horizontale de un centimètre de la peau, partant de la première fistule. On voit alors, grâce à la recherche qui se fait aussitôt, le fond de la plaie grisâtre, tomenteux, fongeuse.

8. — Anesthésie à la cocaïne au centième. Curettage du tissu sous cutané dans toute l'étendue du décollement. Celui-ci mesure en dehors 2 centimètres au delà de la plaie, en dedans un centimètre ; il a 2 à 3 centimètres en hauteur, grâce aux 50 ponctions on a donc pu le limiter très considérablement.

9. — La peau s'est ulcérée au niveau de l'incision, et une place s'est constituée, qui est ronde et à environ un centimètre de diamètre. Mais la peau paraît s'accélérer aux deux extrémités du décollement. Pansement à l'alcool (*Fig.* 0).

10. — Même état : attouchement à la teinture d'iode.

13. — Même état : pansement à l'eau d'Alibour.

15, — Les lésions du tissu cellulaire sous-cutané, situées plus haut que la plaie retrocèdent. La plaie diminue d'étendue.

1er *février.* — Les bords de la plaie bourgeonnent. On perçoit dans les parties infiltrées situées sur le bord du sterno-mastoïdien une fluctuation. L'expression fait sortir du liquide par la fistule. On se trouve donc en présence d'une vaste lésion du tissu cellulaire constituée par :

a) Une coque ganglionnaire qui est sclérosée, et qui n'a plus aucune activité.

b) Un diverticule allant jusqu'au bord postérieur du sterno-mastoïdien.

c) Une grande cavité recouverte en haut de peau saine, en bas de peau rouge, ulcérée sur une surface égale à une pièce de cinquante centimes.

On injecte de l'éther iodoformé en introduisant une assez grosse canule le plus loin possible : douleur vive de brûlure.

2. — Un liquide abondant, épais, s'est écoulé ; L'expression de la peau décollée en amène une grande quantité, Nouvelle injection d'éther iodoformé, également douloureuse. Pansement à l'alcool.

3, — Le liquide est abondant sous-séreux. L'expression en ramène peu : l'infiltration diminue.

5. — Peu de liquide très clair. Troisième injection d'éther iodoformé, indolore.

6. — Il existe une diminution très grande de l'ulcération. Un peu de sérosité a coulé, mais l'expression n'en ramène plus. La peau est redevenue souple, à l'exception d'un cordon du volume d'une plume d'oie. Les deux masses dures, situées sur le bord postérieur du sterno-mastoïdien est diminué des deux tiers.

10. — Nouvelle injection d'éther, indolente.

17. — L'ulcération est réduite des deux tiers. L'infiltration a presque disparu.

19. — Injection d'éther iodoformé. La canule ne peut pénétrer qu'à environ 2 centimètres, le reste de la lésion sous-cutanée était cicatrisée et dur.

15 *mars.* — La cicatrisation est complète, sauf en un point gros comme une tête d'épingle ou persiste une croûtelle. Les lésions du tissu cellulaire sous-cutané, de la peau et des ganglions se traduisent par des épaississements de la peau, perceptible à la palpation, mais que ne peut qu'à grand peine déceler une injection minutieuse. Seule, la coque ganglionnaire sous mentale a détruit les poils de la peau sous-jacente. Ils commencent à pousser de nouveau, et cette dépilation localisée reste à l'injection le seul signe, avec la cicatrice beaucoup plus bas située, des troubles profonds du système lymphatique carotidien.

En résumé, les indications de la méthode des injections interstitielles et des ponctions sont:

1° Tous les cas de ganglions complètement ramollis, ayant dépassé le stade de caséification, qu'ils soient uniques ou multiples, car ni le temps ni les interventions chirurgicales *larga manu* ne pourraient donner dans un tel ordre de faits un résultat satisfaisant. L'expectative conduirait à la fistulisation avec grands décollements, propagations étendues au tissu cellulaire et à la peau, perforation en écumoire des téguments. L'extirpation chirurgicale, outre les difficultés qu'elle présente du fait de la péri-adénite, amène dans ces cas une cicatrice très lente à se refermer, large, difforme: elle est à rejeter complètement. Resterait l'ouverture, suivie de curettage et de lavages avec des substances antiseptiques et cicatrisantes: mais le résultat de pareilles interventions, outre qu'il est des plus inesthétiques, est des moins satisfaisants, car de telles plaies se referment avec une grande lenteur ;

2° Au cas de mono adénite, ou de gros ganglions, caséeux partiellement ou en totalité, avec nombreux petits ganglions, la méthode reste encore la méthode de choix : on arrive en effet, grâce à elle, à faire disparaître les grosses masses ganglionnaires. Les petits ganglions rétrocèdent ensuite, soit spontanément, soit sous l'influence des cures climatériques. Les résultats esthétiques sont naturellement très supérieurs à ceux de l'intervention du bistouri.

Dans de tels cas les rayons X sont également recommandables, il est vrai : la méthode n'est donc pas la seule à employer dans le cas de ganglions durs, mais elle reste de beaucoup supérieure au cas de ganglions caséifiés.

Mais nous ne saurions trop insister sur ce point capital, à savoir que les injections et les ponctions ne sont qu'une médication adjuvante, ayant pour but le traitement d'un état anatomique, caséification, suppuration dans la majorité des cas, hypertrophie simple beaucoup plus rarement. Cette méthode n'a pas la prétention d'être complètement curative et doit être complétée par une cure climatérique et médicamenteuse, hygiénique tout au moins.

Nous tenons de plus à faire remarquer la durée du traitement d'adénites un peu volumineuses par cette méthode. Il faut environ deux mois pour transformer un ganglion caséeux en une coque fibreuse, après avoir été ramolli et vidé. Encore faut-il qu'aucune complication ne survienne, qu'aucune propagation intempestive à la peau ou au tissu cellulaire ne vienne retarder la guérison. La longue observation que nous publions en dernier lieu est un exemple de ces cas difficiles. Grâce aux soins minutieux et à la grande habileté des chirurgiens qui soignèrent ce malade, le résultat a été satisfaisant, mais il convient, instruits de tels exemples de ne pas fonder sur la méthode des injections et des ponctions des pronostics trop optimistes.

De plus, si on se trouve en présence de masses vraiment énormes, déformant la région cervicale, multi-ganglionnaires, il est difficile, même lorsqu'on dispose de plusieurs années, d'obtenir un résultat esthétique satisfaisant. Car, toujours persistent des masses sclérosées volumineuses, des rétractions de la paroi qui ne sont nullement préférables à une incision minime, dont l'avantage sera de permettre une disparition beaucoup plus rapide de la tumeur ganglionnaire.

CHAPITRE IV

L'extirpation chirurgicale.

On pourrait croire en lisant certains livres traitant de la tuberculose osseuse et ganglionnaire que le bistouri doit en toute circonstance être repoussé par les spécialistes des bacilloses à manifestations lymphatiques. Encore que cette littérature soit à peine médicale, s'adresse beaucoup plus à ceux qui se mêlent de médecine qu'aux médecins eux-mêmes, elle est si séduisante par la trompeuse facilité des méthodes préconisées et des résultats obtenus, que beaucoup pourraient de bonne foi, croire inutile et dangereuse, en tous les cas d'extirpation chirurgicale des ganglions cervicaux tuberculeux.

Or, il est un certain nombre de faits pathologiques où l'intervention chirurgicale est et reste l'ultime ressource et donne des résultats vraiment satisfaisants alors qu'aucune autre méthode ne donnait la guérison.

Nous tenons à faire remarquer que là encore le chirurgien n'a pas la prétention de *guérir* le malade : il aide l'organisme à lutter contre l'infection en le débarrassant des ganglions très malades, ou si volumineux et si nombreux que l'organisme s'épuiserait des années avant de pouvoir les amener à la résolution complète.

Il nous a paru avantageux, pour exposer les indications de l'extirpation chirurgicale, de prendre un certain nombre d'exemples, de discuter les traitements possibles et de montrer que l'ablation chirurgicale a donné des résultats satisfaisants, et que seule elle ne pourrait donner en pareille circonstance.

Obs. XIX. — Louise F., née en 1905. — *Entrée à Berck le 8 juillet* 1908.

Adénite cervicale. A droite plusieurs ganglions suppurés dans la région carotidienne supérieure. L'un d'eux menace la peau qui est rouge et amincie.

A gauche gros paquet ganglionnaire dans la même région et dans la région carotidienne inférieure.

Les deux tibias sont enveloppés et augmentent de volume dans leur tiers inférieur.

1er *août* 1908. — Fistulisation d'un ganglion à droite.

8. — La fistule se ferme.

10 *septembre* 1908. — Ponction capillaire d'un ganglion suppuré rétro sterno-mastoïdien gauche.

12. — Évacuation de un centimètre cube de pus jaunâtre. Injection de thymol.

16. — Évacuation de 2 centimètres de pus. Injection de thymol.

30. — Quelques gouttes de pus.

1er *novembre*. — Une fistule s'est produite dans le ganglion traité.

15 *décembre*. — Cicatrisation.

1er *juin* 1909. — Ponction blanche des ganglions carotidiens.

Opération par M. Ménard, chirurgien en chef de l'hôpital maritime.

11 *octobre*. — Les ganglions n'ont pas retrocédé. Incision à droite, qui réunit deux fistules. Ablation de 25 à 30 ganglions, du volume d'une noisette à celui d'un pois. Tous ces ganglions sont caséeux.

La cicatrisation se fait normalement, mais une fistulette apparaît dans la cicatrice opératoire et guérit plus tardivement.

Dans un cas comme celui-là, quelle pourrait être la méthode à suivre? L'enfant était depuis plus d'un an à la mer : donc il ne fallait guère compter sur une plus grande influence climatérique. Les ponctions, pour être efficaces auraient dû attaquer successivement ou simultanément 23 ou 30 ganglions? Mais, outre le temps énorme qui aurait été nécessaire pour un tel traitement, on se heurtait à une difficulté pratique considérable. Il faut bien penser que ces ganglions étaient autour des vaisseaux, en contact avec eux, sous le sterno-cléido-mastoïdien, inaccessibles à l'aiguille du praticien le plus expérimenté.

Pourrions-nous compter sur l'action des rayons X? Non encore, car nous savons leur action liquéfiante sur les ganglions caséifiés. Le résultat des rayons Röntgen auront donc été une série de fistules : et il faut de plus penser que toutes ces masses caséeuses sont pour l'organisme un surcroît de fatigue redoutable.

Donc au cas de ganglions très nombreux caséifiés il convient de pratiquer l'extirpation chirurgicale.

Comment fait-on le diagnostic de l'état caséeux de ces ganglions? C'est à la vérité délicat. Pourtant ces adénites multiples ne retrocédant pas sous l'influence du climat marin ne peuvent être que de deux variétés. Ou bien elles appartiennent au type pseudo-lymphomateux, et alors aucune n'arrive à suppuration, ou bien au contraire il en est qui se ramollissent, qu'on peut ponctionner. S'il en est qui se transforment ainsi en abcès, on doit savoir qu'on est en présence d'une forme à ganglions évoluant plus ou moins rapidement vers la nécrose caséeuse.

Si des ganglions caséifiés infectent l'organisme, l'obligent à une lutte constante et sont pour lui une cause de dégression dont peut profiter l'infection générale pour atteindre les viscères, plus dangereux encore sont les ganglions fistuleux où l'infection secondaire à microbes pathogènes locaux, vient surajouter son action à celle de la tuberculose. Tel était le cas de la fillette dans l'observation qui suit :

Obs. XX. — Suzanne W., 12 ans. *Arrivée le 9 juillet* 1909 :

Adénite carotidienne supérieure double, fistuleuse du côté gauche au niveau de l'angle du maxillaire.

Mauvais état général.

27 *septembre.* — Malgré les pansements minutieux et deux mois de séjour à la mer, les ganglions fistuleux ne se sont pas améliorés et l'état général reste le même.

Intervention par M. Andrieu, chirurgien assistant de l'hôpital maritime.

On pratique un curettage des ganglions fistulisés gauches, puis par une incision le long du bord antérieur du sterno-mastoïdien on pratique l'extirpation de 8 à 10 ganglions ramollis, caséeux ou suppurés. Drainage.

Suite opératoire normale. Le 18 novembre l'enfant passe en division.

Ce cas ressemble beaucoup au précédent, pour la thérapeutique possible. Comme pour la précédente malade, ni les injections, ni la radiothérapie ne pouvait donner de résultats satisfaisants. Comme le dit excellemment M. Villemin, il est illusoire de se figurer en mettant le doigt à la fistule, qu'on va maintenir dans le trajet le liquide assez longtemps pour bénéficier de sa présence et de son action. Reste donc uniquement la grande intervention et l'évidement de la région carotidienne.

Parfois encore on est en présence de vastes envahissements du tissu cellulaire sous-cutané, de fongosités tapissant une peau violacée, fistulisée déjà, et qui ne semble s'améliorer sous l'influence d'aucune des médications habituelles, si énergiques soient-elles : c'est que souvent alors existe profondément un débris ganglionnaire qui suppure et entretient l'état du tissu sain sous-cutané et de la peau. La malade dont l'observation suit, opérée par M. Andrieu, chirurgien assistant de l'Hôpital Maritime, en est un exemple :

Obs. XXI. — J. Fanny. — *Entrée le 15 octobre 1909. Adénite carotidienne due au long décollement de la peau à droite. Tuberculose de l'olécrâne. Spino-ventosa de la première phalange de l'index droit.*

La peau violacée, livide, est largement fistulisée et décollée sur une surface égale à celle d'une pièce de bronze de dix centimes. On ne perçoit aucun ganglion sous-jacent : cette lésion est située dans la région carotidienne droite, au niveau des premiers anneaux trachéaux, sur le bord du sterno-cléido-mastoïdien.

Le 20 *décembre* 1909. — *Opération* par M. Andrieu, chirurgien assistant.

1° Curettage du spino-ventosa. Petite caverne, pas de séquestre.

2° Ouverture de multiples décollements siégeant sur le côté droit du cou. L'un d'eux mené par un trajet très long et très étroit sur un très gros ganglion de la chaîne carotidienne, caché très profondément sous le sterno-cléido-mastoïdien et inaccessible à la palpation sous l'aponévrose.

Extirpation du ganglion : tamponnement à la gaze stérilisée. La face profonde de la peau est recouverte de fongosités épaisses qui sont enlevées à la curette.

Les suites opératoires ont été bonnes.

Le 4 *février* la cicatrice est depuis plusieurs jours fermée, mais exubérante en certains points. Elle est linéaire, et bien qu'assez peu satisfaisante au point de vue esthétique, elle est très supérieure à ce qu'on aurait pu espérer, étant donné l'état de la peau avant l'intervention de M. Andrieu.

Mais d'autres cas se présentent à nous fréquemment : il n'est pas rare de voir des malades atteints de très grosses masses ganglionnaires du volume de plusieurs œufs de poule, déformant la région carotidienne de la mastoïde à la clavicule.

Certes il est permis d'espérer par des ponctions, des injections modificatrices, une diminution considérable de telles masses ganglionnaires. La radiothérapie, elle aussi, donnera des résolutions partielles. Mais, quelque soit la durée du traitement, quelque soit le nombre des ponctions et l'activité des liquides modificateurs, jamais on n'obtiendra une disparition complète de ces ganglions. Des coques dures, scléreuses persisteraient, suffisamment volumineuses, à déformer encore la région atteinte, mais irréductible, ne cédant à aucune médication.

Ne paraît-il pas beaucoup préférable, au point de vue esthétique même, de suppurer ces masses énormes par extirpation à travers une incision de 4 à 5 centimètres, comme on a coutume de la pratiquer dans la région cervicale ? Cela nous paraît difficilement contestable.

Donc nous considérons comme indiquée, l'intervention chirurgicale dans les cas suivants :

1° Nombreux ganglions caséeux.

2° Ganglions multiples fistuleux ou ganglion unique multifistuleux.

3° Ganglion fistuleux, inacessible cliniquement avec ou sans décollement étendus.

Grosse masse ganglionnaire, composée de ganglions nombreux et si volumineux que le résultat esthétique ne saurait être parfait, et que la cicatrice linéaire d'une intervention bien réglée est ce qu'on peut espérer de mieux.

Mais en dehors de ces indications uniquement médicales de l'intervention larga manu, il en est d'autres beaucoup plus nombreuses et tout aussi considérables.

Jusqu'à présent nous n'avons guère fait de distinction entre la cure de l'adénite chez l'enfant et chez l'adulte. C'est qu'en effet, si l'enfant répare mieux ses lésions, lutte avec plus d'intensité contre la tuberculose, les méthodes curatives n'en restent pas moins les mêmes pour lui et pour l'adulte.

Mais un point est à considérer qui mérite de retenir l'attention du praticien : c'est que l'enfant a le temps d'être soigné, alors qu'il n'en est pas de même pour l'adulte. Il n'est pas rare de voir ordonner à un enfant un séjour de six mois à la mer, temps durant lequel on fait des ponctions, des injections, et au bout duquel le petit malade retournera à la campagne, ou restera à la mer. Cela ne peut guère lui causer de préjudice.

Pour un adulte, au contraire, il faut aller vite. Il est évident que l'on ne peut espérer une guérison complète par une ablation ganglionnaire : cela serait une grande faute d'interprétation. Mais en enlevant une masse ganglionnaire à un ouvrier, on lui permet de se soigner plus efficacement, on débarrassera l'organisme d'un certain nombre d'agents pathogènes, et surtout par ce moyen on enlève aux fonctions défensives, la lourde tâche de lutter contre une lésion établie et difficilement réductible.

Encore que nous ne soyons chirurgien ni de fait, ni de tendances, nous n'hésitons pas à admettre que l'ablation chirurgicale reçoit une *indication sociale* dans tous les cas, et ils sont nombreux, où le malade n'a pas le temps d'attendre le résultat toujours éloigné d'une longue série de ponctions, d'injections modificatrices. Il ne faut pas oublier que chaque intervention de ce genre coute à l'ouvrier, à l'employé, une demi-journée de salaire, car la consultation d'hôpital ouvrant à 9 heures, il faut attendre, et il ne peut guère reprendre son travail avant midi. Ce sont là des considérations qui comptent à notre époque de vie intense où le temps est de l'argent.

On comprend que de ce fait le nombre des cas chirurgicaux deviennent beaucoup plus nombreux, non seulement dans la pratique hospitalière, mais bien dans la pratique de ville ou les malades demandent à être le plus rapidement guéri de leur adénopathie, sans attacher une très grande importance à une cicatrice somme toute d'un intérêt très secondaire, surtout chez un homme. Mais encore faut-il que l'intervention soit la plus efficace possible. Pour cela il convient de pratiquer aussi complètement qu'on le peut, l'évidement de la région cervicale. De plus, il convient de faire une cicatrice aussi minime que possible. Nous allons exposer la technique employée par M. Ménard, et par ses élèves, méthode qui nous paraît régler ces deux conditions aussi complètement que possible.

L'incision peu étendue ne mesure guère que trois ou quatre centimètres.

M. Ménard disait, au Congrès de 1901, qu'il lui suffit de laisser pénétrer deux index. A quoi bon en effet ces grandes incisions, allant de l'angle du maxillaire au sternum, commode à la vérité pour pratiquer l'évidement cervical, mais laissant après elle une cicatrice toujours visible, souvent inesthétique à l'excès.

Cette incision doit être faite sur le bord antérieur du sterno-cleido-mastoïdien. En effet, elle est, de ce fait, confondue ultérieurement avec un pli de la peau. D'autre part, elle permet de pénétrer sous la face profonde du sterno-cleido-mastoïdien, où sont toujours cachés les ganglions.

Ce n'est que très exceptionnellement que l'on incise sur le bord postérieur, et encore dans ces cas, est-ce en profitant du trajet préexistant d'une fistule qu'on agrandit. Parfois aussi il y a avantage à faire très bas une contre-incision qui, très petite, permet d'atteindre des ganglions difficiles à extirper par la petite incision supérieure. On obtient de ce fait deux cicatrices très minimes, qui correspondent aux deux extrémités de la longue cicatrice de certains chirurgiens, trop habitués à la pratique des interventions abdominales.

L'incision faite, il vaut mieux décoller le ganglion à la sonde cannelée.

Beaucoup d'auteurs préfèrent disséquer au bistouri ou au ciseau, mais cela expose les lésions vasculaires à la moindre maladresse. D'ailleurs il est à remarquer que si la difficulté de décortication est grande pour les ganglions supérieurs, elle diminue pour les ganglions inférieurs qui s'énucléent très aisément en général. La région doit être vidée complètement : quand l'extirpation est terminée, la veine jugulaire est toujours découverte sur une certaine longueur, souvent jusqu'à la clavicule. En effet, le muscle sterno-cleido-mastoïdien a été relevé comme si on voulait procéder à la recherche des vaisseaux, en bas jusqu'à la clavicule, en avant la région sous-maxillaire, en arrière jusqu'au trapèze : l'opérateur ne se tient pour satisfait que lorsqu'il ne perçoit plus de ganglions, sauf en bas où se continue la chaîne.

Même dans le cas où les ganglions sont adhérents, il est rare de déchirer la veine jugulaire. Mais alors on peut ou laisser une sonde à demeure durant quelques heures, ou faire une suture latérale : il nous a été donné de voir pratiquer ces deux modes d'hémostase avec de pareils résultats excellents. Pourtant en certains cas d'ailleurs rares, il convient peut être de pratiquer, comme le conseille notre Maître Mauclaire, une ligature préliminaire de la veine :

Un problème se pose alors. Comment faut-il suturer et même faut-il suturer ces plaies ?

Il est souvent inutile, dit M. Ménard de faire une suture. En tout cas il vaut mieux prendre soin de comprendre un millimètre à peine des lèvres de la plaie cutanée dans chaque fil. Les traces des fils à suture sont souvent plus difformes que la cicatrice elle-même.

Comme la couche d'extirpation est morte, il est préférable de laisser un drain qui d'ailleurs est enlevé avec le premier pansement. La cicatrice est rapide et sans complications.

Dans les résultats opératoires, il convient de rechercher seulement les résultats éloignés : c'est pour cela qu'il ne nous est pas possible de donner les résultats de l'hôpital maritime, quoi qu'ils soient satisfaisants puisque aucun cas de mort n'est observé durant le séjour des opérés à l'hôpital, et qu'aucune récidive n'est notée. Mais ces enfants partent, quittent Berck, et nous n'avons plus de nouvelle par la suite.

Voici les statistiques étrangères capables de donner quelques renseignements.

	Guérison	Récidives	Mort tardive par tuberculose le plus souvent
Hôpitaux de Bonn	62 °/₀	27 °/₀	11 °/₀
— Vienne	35 °/₀	48 °/₀	17 °/₀
— Bruns	62 °/₀	20 °/₀	18 °/₀
— Hael	68 °/₀	16 °/₀	12 °/₀
— Grunfeld	71 °/₀	15 °/₀	14 °/₀
— Schell	62 °/₀	27 °/₀	11 °/₀

Kocher, Rudel, Boechel, Leven ont 50 °/₀ de succès, Petit 82 °/₀, Bouilly 95 °/₀ et Cazin, de Berck, avait 83 °/₀. La proportion de succès de l'hôpital maritime est donc des plus considérables, mais la possibilité de suivre les malades lui enlève toute valeur éloignée.

Nous ne citons que pour mémoire le procédé opératoire de Dollenger qui incise derrière l'oreille sur une longueur de 5 centimètres et par décollement énuclée en masse les ganglions : c'est là une méthode très imparfaite, car elle ne permet que l'ablation d'une faible partie des ganglions qu'il serait possible d'attendre par une incision sur le bord du sterno-mastoïdien.

Que dirons-nous de l'ablation des ganglions par le plancher de la bouche, si ce n'est qu'il faut pour l'entreprendre, l'habileté prestigieuse et l'audace opératoire bien connues de M. Morestin ? C'est là une méthode exceptionnelle, ayant peu d'indications d'ailleurs et d'autre part vraiment très inaccessible à la plupart des opérateurs.

L'extirpation chirurgicale est-elle dangereuse ?

Il convient tout d'abord de bien préciser ce fait, que l'avidement de la région cervicale est une intervention délicate, demandant une grande habileté manuelle dans la plupart des cas, et dans tous une habitude considérable des interventions. Mais ces conditions étant réunies les dangers sont en vérité minimes. M. Broca a observé à la suite d'une section du sympathique quelques troubles de la pupillaire vraiment peu considérables ; la lésion du grand hypoglasse est plus inquiétante. Mais, au cas d'interventions plus haut situées il faut redouter la section du facial. Quoique Milton ait sectionné le pneumogastrique, il convient de ne pas attacher à une maladresse fâcheuse une importance trop considérable. Quant aux morts par septicémie, comme celle rapportée par Poulet à l'époque héroïque de la chirurgie antiseptique, il est possible de ne les plus redouter maintenant.

Reste la grosse question des morts post-opératoires, par coup de fouet donné à la tuberculose. Or, bien que certains praticiens, chirurgiens malhabiles, arguent de cette léthalité pour ne point intervenir, nous devons dire que jamais à l'Hôpital Maritime, l'ablation chirurgicale n'a été suivie d'accidents de méningite, et qu'au contraire l'état général s'est amélioré. Les 288 cas examiné par M. Thierry concluent au même résultat, comme le montre M. Broca.

Tel est en ses grandes lignes le traitement local de la tuberculose ganglionnaire : son but est de débarrasser l'organisme déprimé d'une lourde charge qui l'obligeait à une lutte pénible : il n'est qu'un *adjuvant du traitement général, toujours indispensable.*

CHAPITRE V.

Traitement des ganglions fistulisés, et accidents survenant au cours de la cicatrisation.

§ 1. — *Traitement des ganglions fistulisés.*

Plusieurs ordres de faits sont à considérer, où la thérapeutique est sensiblement différente.

1° On peut se trouver en présence d'un ganglion largement ulcéré, complètement vidé, présentant un fond net, non sphacelé, des bords décollés, c'est le cas le plus fréquemment observé quand un ganglion nettement ramolli vient à ulcérer la peau : dans ce cas il suffit de pansements à l'alcool et mieux à l'eau d'Alibour, selon la formule donnée plus haut pour obtenir un bon résultat, en un temps qui varie de deux à six semaines.

Il convient de ne pratiquer ce traitement qu'après s'être assuré de l'évacuation complète du ganglion, sans quoi la guérison peut se faire attendre indéfiniment. Quand le ganglion n'est pas complètement vidé, on entre dans les cas plus complexes dont le traitement est plus compliqué.

2° Dans un second ordre de faits, le ganglion est fistulisé largement, a été vigoureusement exprimé, mais présente encore des débris nécrosés abondants. Ou bien encore un bourgeon mou, rouge violacé, occupe toute la fistule qu'il obture et la cicatrisation se fait à cause de lui indéfiniment attendre.

Il faut alors pratiquer un curettage de ce ganglion. Pour cela il est bon de baigner la lésion avec une solution de cocaïne à un pour cent ou à un pour deux cents, ou d'y faire une application de chlorure d'éthyle. On pratique alors un curettage méthodique, jusqu'à ce qu'on perçoive le frottement dur des parois de la coque ganglionnaire. On peut alors laver à l'alcool, bourrer à la gaze durant 24 heures et panser à plat.

Au cas de bourgeon exubérant on bénéficiera beaucoup de l'emploi du crayon de nitrate d'argent. Voici une observation de ganglion fistuleux ainsi traité.

Obs. XXII. — C. Germaine, 12 ans. *Entrée le* 10 *novembre* 1909. *Anédite tuberculeuse fistuleuse de la région carotidienne supérieure droite. Petits ganglions carotidiens. Adénites inguinales et axillaires. Eczéma rétro-auriculaire infecté : Conjonctivité légère. Facies strumeux.*

Le 31 *juillet* 1909. — L'enfant présentait à la partie supérieure de sa chaîne carotidienne un volumineux ganglion. Sous anesthésie générale on pratique une intervention. Depuis large fistule, du diamètre d'une pièce de 1 franc en argent, obturée par un bourgeon charnu mou et atones.

Le 26 *novembre* 1909. — Après anesthésie locale on détruit à la curette le bourgeon charnu qui obture le ganglion. On enlève alors des fongosités atteignant au total le volume d'une noisette. Curettage minutieux de la cavité et le pansement avec une mèche imbibée d'eau d'Alibour.

Le 29. — La peau a perdu sa couleur livide et l'orifice du ganglion reste largement ouvert. La cicatrisation commence profondément par accolement des bords du ganglion.

7 *Décembre.* — Bon état de la peau. Un bourgeon commence à se reformer au fond de la cavité. On le détruit au crayon de nitrate d'argent.

13. — L'enfant passe en division et on continue le pansement à l'eau d'Alibour.

10 *Janvier* 1910. — Cicatrisation complète.

1er *Mars* 1910. — La cicatrice est rose, plaie beaucoup moins étendue qu'on aurait pu le redouter. Tous les ganglions carotidiens ont rétrocédé sensiblement.

3 On peut trouver une étroite fistule conduisant à un ganglion superficiel. Dans ce cas, il faut dilater la fistule, curetter le trajet et vider complètement le ganglion par curettage. On obtient ainsi des résultats satisfaisants. Mais cela est beaucoup plus difficile quand le ganglion est lointain, sous aponévrotique. Il est illusoire dans ce cas, le plus souvent, d'espérer une guérison sans intervention. S'il existe en même temps des décollements plus ou moins étendus coïncidant avec un ganglion très profond, il faut pratiquer l'extirpation chirurgicale.

4° Reste le cas de décollement, de lésions du tissu cellulaire plus ou moins étendus, dans des diverticules éloignés. C'est le cas de la longue observation (n° XVIII), rapportée antérieurement. Il faut alors pratiquer des injections d'éther iodoformé : il est dans ces cas sans inconvénient et donne les meilleurs résultats. Au cas de décollement large, avec peau fistulisée, résultat de l'action lointaine d'un ganglion cicatrisé, il est utile d'inciser très largement, de curetter et de panser à plat : c'est la seule méthode rationnelle.

Dans ces cas, en effet, toute la face profonde de la peau

est prise, et cela très profondément, au point que, violacée et amincie, la peau est prête à se fistuliser. Il convient après avoir incisé, de curetter avec précaution, puis de passer au crayon de nitrate d'argent à la face profonde de la peau décollée et tapissée de néoformations tuberculeuses. Il est possible d'obtenir des résultats inespérés.

Mais encore faut-il savoir que toute incision d'un décollement a, dans les jours qui suivent, donné lieu à une ulcération considérable : les attouchements au crayon de nitrate d'argent, permettent assez aisément de se rendre maître de ce processus ulcérant.

§ 2. — *Les cicatrisations retardées ou vicieuses.*

1° *Les chéloïdes.* — Particulièrement fréquente à la région cervicale, ce sont de fâcheux accidents de la cicatrisation, contre lesquels nous ne sommes armés que depuis un temps relativement court : nous croyons que la radiothérapie appliquée immédiatement après l'opération, aurait un heureux effet préventif. Ce ne sont point d'ailleurs des lésions précoces. La cicatrisation se produit d'abord normale et reste plane durant deux mois. Puis, vers le début du troisième mois, elle acquiert un relief, continue à augmenter durant un an et regresse ensuite très peu et très lentement. Ce peut être une sorte de tumeur dure, à surface lisse, formant un bourrelet plus gros que le doigt en certains cas particulièrement accusés. L'ablation chirurgicale en est suivie de récidive si l'évolution n'est pas arrêtée. T. Fose, N. Hyde et J. Darier pensent que cette chéloïde est une tuberculide, c'est-à-dire une tuberculose atténuée.

Le traitement consiste en une séance de scarifications

suivie de quelques séances de radiothérapie. Puis, après quelques séances il faut réveiller la vitalité des tissus par électrolyse négative avant de revenir aux rayons X, qui auront alors repris une nouvelle activité. On peut ainsi espérer un résultat définitif, comme ceux obtenus par M. J. Darrier.

2° *Les plaies atones.* — Ces ulcérations sont très communément observées. Le pansement à l'eau d'Alibour, à l'alcool, les applications d'eaux mères de Salies, de Salins, ont donné de très appréciables résultats. Il est bon parfois aussi de les faire précéder d'attouchements au nitrate d'argent. L'acide lactique donne des irritations également utiles en certains cas d'atomie particulièrement marquée. Enfin les traitements aux ferments ont été employés dans ce cas. Jackmann et W. Baentzer ont en effet eu d'excellents résultats avec des applications de ferment pancréatique.

3° *Les brides et irrégularités de la cicatrice.* — Souvent au cours de la cicatrisation de plaies tuberculeuses on voit se former des points de réparation si rapides que bientôt ils sont transformés en brides, par suite d'un travail plus lent de cicatrisation des tissus voisins, se guérit sur un plan plus profond sans les utiliser. Il suffit de couper ces brides ainsi fixées et de cautériser les deux extrémités au nitrate d'argent.

4° *Le lupus de la cicatrice* est extrêmement fréquent, comme le montre la vitropression. Les scarifications avec l'ignipuncture nous paraissent dans ce cas la méthode de choix.

CHAPITRE VI

Indications générales des diverses méthodes de traitement local.

1° Petits ganglions durs, uniques ou multiples, destinés à disparaîte en un an au bord de la mer : aucune indication de traitement local, le traitement général suffit.

2° Adénites hypertrophiques dures, non caséeuses, appartenant à la forme lymphomateuse : radiothérapie. C'est la méthode de choix, car l'ablation chirurgicale est suivie dans ces cas de récidives, souvent même très rapides. Or les rayons X donnent des résultats relativement rapides, et fort satisfaisants.

3° Adénites hyperthrophiques caséeuses.

1. — Mono-ganglionnaire : la méthode de choix est celle des injections modificatrices et des ponctions qui guérissent sans cicatrices et en un temps variant de deux à trois mois.

2. — Oligo-ganglionnaire : c'est la même méthode qu'on doit préconiser.

3. — Multi-ganglionnaire, avec envahissement de toute la chaîne carotidienne, dont les ganglions sont destinés à se caséifier successivement. Il est préférable de pratiquer l'ablation chirurgicale. Car les ganglions vont suppurer les uns après les autres. Des abcès se produisent durant des

années. Durant ce temps le malade s'épuise. D'ailleurs il est à redouter que des fistules ne s'installent, beaucoup plus inesthétiques qu'une incision faite correctement. Or, aucun praticien, si nous en jugeons d'après les résultats obtenus, même à Berck, par des chirurgiens qui ne sont pas nos Maîtres, ne peut être assuré de n'avoir pas une fistule en traitant un ganglion. Certains chirurgiens habiles déclarent aux malades que cela tient à leur peau particulièrement délicate.

Toujours est-il qu'en présence de vingt ou trente ganglions caséifiés qui sans doute sont suppurés, nous croyons utile de préférer l'intervention *larga manu* à une série interminable de ponctions et d'injections modificatrices.

4° *Adénite suppurée*. — Il faut alors ponctionner : c'est la seule méthode rationnelle. L'incision suivie du curettage donne des résultats incomparablement inférieurs, non seulement au point de vue esthétique, mais encore au point de vue considérable de l'évolution de la maladie.

5° Dans tous les cas de masses ganglionnaires très volumineuses, lorsqu'on ignore la composition de la tumeur, lorsqu'on veut savoir la part de l'adénite et de la péri-adénite, il est utile d'employer soit les injections de calomel, soit les rayons X, qui amènent la résorption de l'infiltration péri-ganglionnaire diminuant considérablement la masse ganglionnaire et permettant une plus juste appréciation de sa composition.

6° Grosse masse ganglionnaire composée d'un ou deux gros ganglions et de petits ganglions nombreux : il suffit souvent de traiter par ponction, les ganglions volumineux pour voir disparaître les plus petits ganglions.

Mais il importe de ne jamais oublier que la médication locale n'est qu'un adjuvant, que seul le traitement général peut donner une guérison : encore est-il qu'il doit être prolongé longtemps après l'intervention chirurgicale, quelques excellents que soient les résultats opératoires.

CHAPITRE VII

Pronostic

Nous ne considérons pas ici les tuberculeux présentant des lésions viscérales, osseuses ou cutanées, étendues en même temps que des lésions ganglionnaires : ces malades sont à des stades déjà avancés de l'infection, ou présentent une forme grave : ce ne sont plus des tuberculeux ganglionnaires.

Pour les malades dont la tuberculose est révélée cliniquement par une adénopathie s'accompagnant de signes généraux parfois marqués, parfois à peine cliniquement décelables, il convient de les diviser en deux groupes, suivant qu'ils ont plus de vingt ans ou moins : les enfants et adolescents d'une part, les adultes d'autre part, catégories d'ailleurs très élastiques.

Chez l'enfant la tuberculose a souvent une manifestation uniquement ganglionnaire : c'est que l'enfant est la période de la vie ou le tissu ganglionnaire réagit le mieux. A cette période de la vie, les épiphyses sont souvent aussi le siège de lésions tuberculeuses, les lésions viscérales sont plus rares.

Quel pronostic doit-on faire en présence d'un enfant atteint de tuberculose ganglionnaire mono ou poly-ganglionnaire ? Il faut se garder d'un pessimisme excessif, comme d'un optimisme exagéré. Il est probable qu'en cinq ou six mois de séjour à la mer, l'adénite aura diminué considérablement ou disparu suivant les cas. L'enfant reste-t-il à la campagne, au grand air, avec une vie hygiénique, une alimentation suffisante, il est à prévoir qu'aucune autre lésion ne viendra révéler la tuberculose. Mais qu'au contraire le petit malade, après quelques mois de séjour à la mer ou à la campagne, soit enfermé dans un collège, avec une nourriture insuffisante, une hygiène défectueuse, qu'il retourne à la grande ville, dans un atelier ou un magasin et alors on voit apparaître des manifestations tuberculeuses, osseuses, cutanées ou viscérales.

En somme il faut qu'un enfant qui à douze ans fait de la tuberculose ganglionnaire soit surveillé, reste au grand air le plus possible, passe chaque année un mois ou deux à la mer : ainsi le malade a des chances de lutter victorieusement contre l'infection tuberculeuse et de rendre inoffensifs les bacilles encore vivants dans son organisme. Mais souvent il faut attendre pour espérer un triomphe définitif, la dix-huitième ou la vingtième année, époque à laquelle l'organisme ayant moins de dépenses à faire pour son développement pourra lutter efficacement contre la bacillose.

Si le malade n'est soigné que de façon insuffisante, il est possible cependant que l'équilibre se maintienne entre les forces défensives de l'organisme et les agents d'infection. Mais combien cet équilibre est instable ! Il suffit d'une période de fatigue, de dépression, d'une maladie intercurrente, de la grippe la plus banale, pour permettre à la tuberculose de devenir la plus forte et alors apparaissent de nouvelles adénopathies ou toute autre manifestation tuberculeuse. Ce cas est fréquemment observé chez des malades anciens ganglionnaires, qui reviennent à l'Hôpital Maritime avec une tuberculose osseuse ou des gommes cutanées, après quelques mois de séjour à Paris dans un milieu pauvre et contaminé.

Chez l'adulte l'adénite bacillaire est souvent le signe d'une infection déjà profonde de l'organisme. Mais encore convient-il de distinguer deux ordres de faits bien distincts de pronostic, lorsqu'est obtenue l'apparente guérison des ganglions, par traitement général isolé, ou aidé des ponctions, ou après une extirpation chirurgicale.

Dans un premier ordre de faits on se trouve en présence d'un malade qui depuis de longues années, depuis l'enfance portait des ganglions toujours perceptibles cliniquement. Brusquement en quelques mois, à la suite de fatigue, après une maladie quelconque, l'un de ces ganglions ou deux, augmentent de volume et sont traités d'une façon judicieuse. Il est bien évident que ce cas est beaucoup moins grave que celui ou chez un malade jusque là en apparence exempt de toute tare bacillaire, apparaissent subitement des ganglions nombreux, volumineux, avec un grave état général : ils traduisent en effet en ce cas une imprégnation beaucoup plus redoutable.

Chez l'adulte les mono-adénites ou oligo-adénites, sont rarement l'apanage de tuberculose d'évolution grave. Si le malade ne retourne pas trop vite à la ville, s'il peut passer plusieurs mois à la campagne, n'avoir pas une vie trop active durant deux ou trois ans, vivre au grand air durant ce temps, il est probable que jamais il ne fera de nouvelles localisations tuberculeuses. Il n'en est pas de même s'il retourne rapidement à ses occupations, au magasin ou à l'atelier : dans tous les cas plusieurs mois de vie au grand air et une vie hygiénique durant des années sont nécessaires.

Quant au malade gravement infecté, porteur de nombreux ganglions caséeux, son pronostic devient grave passé 25 ans. S'il ne prend pas les précautions les plus minutieuses, s'il ne consacre de longs mois, des années même à une vie hygiénique, à la campagne ou à la mer, il aura grand peine à triompher de la tuberculose. Une localisation pulmonaire surviendra, car à cet âge la tuberculose n'aime plus les os comme durant les années de l'enfance et de l'adolescence. Enfin ajoutons que des ganglions durs, non caséeux, sont pour l'organisme une source d'infection moins grande que des abcès constitués, d'où des pronostics sensiblement différents.

Mais chez l'adulte un grave problème se pose : celui du mariage.

Il est bien évident que les tuberculeux atteints de ganglions multiples, très infectés au point de vue général ne sont pas en cause ici : ceux-là ne doivent pas se marier, du moins avant de longues années de soins minutieux et d'observation attentive, après la guérison de son adénopathie.

Pour les autres, qui ont eu un ganglion isolé ou peu de ganglions et en sont guéris, la situation est toute différente : tout d'abord elle n'est pas la même selon qu'il s'agit d'un jeune homme ou d'une jeune fille.

Pour le jeune homme, l'état général reste le seul guide, mais le mariage n'impose pas un surcroît de fatigue tel qu'on doive y attacher une grande importance : somme toute, nous sommes là en présence d'un tuberculeux latent, mais qui a toutes sortes de raisons pour ne pas présenter de nouveaux accidents, d'autant plus qu'il est sur ses gardes et est soumis à une hygiène rigoureuse. Ses enfants seront bien portants, si son état général est satisfaisant ; seul chez ce malade latent l'état général a une importance, on ne saurait trop le répéter.

Pour la jeune fille, au contraire, le mariage est dangereux, la grossesse est une cause physiologique de dépression des plus redoutables, et souvent elle rend inégale la lutte de l'organisme contre l'infection bacillaire, jusque-là malaisément combattue. Une malade d'un de nos Maîtres, avait été traitée pour des ganglions peu nombreux, caséeux. Aussitôt après son apparente guérison, elle demanda s'il lui était permis de se marier. Quoique vous sembliez en excellent état, lui fut-il répondu, attendez une année ou deux encore, durant lesquelles vous irez à la campagne. Alors sans doute il n'y aura aucun motif pour vous éloigner du mariage. La malade ne suivit pas ces conseils trop sages. Un an après elle mettait au monde un enfant, mais mourut granulique trois mois après l'accouchement. Ce sont là des faits trop communs ; aussi ne saurait-on être trop prudent. C'est une affaire d'appréciation, délicate s'il en fut et il n'est pas de règle absolue : d'ailleurs la médecine est un art et n'est pas une science, on ne saurait trop le rappeler en telle occurrence.

On pourrait en lisant cette étude, nous accuser d'un pessimisme exagéré : nous ne sommes point, au contraire, de ceux qui croient la tuberculose une maladie toujours fatale.

Bien que ce soit une affection redoutable, nous pensons qu'on en peut assez aisément être le maître, à condition de déceler le mal assez tôt, et surtout de le soigner durant assez longtemps. Il est fâcheux d'émettre des idées non scientifiquement confirmées, mais nous croyons pourtant que la tuberculose ne guérit qu'en ce sens que les bacilles sont rendus inoffensifs, impuissants du fait des réactions défensives de l'organisme : mais ils ne meurent pas pour cela, et survienne une cause quelconque d'infériorité organique, le bacille reprend l'offensive, fut-ce après être resté dix ans et plus sans donner aucun signe de virulence, à l'état d'hôte inoffensif, comme le sont si souvent, par exemple, les microbes du pharynx et de la bouche.

Il nous a été donné d'examiner des malades qui semblent bien montrer la trop grande vérité de cette manière de voir. Un malade de 30 ans fait une poussée de ganglions cervicaux, oligo-ganglionnaire, après une longue période de surmenage. Or, depuis l'âge de 14 ans, ce malade avait un ou deux ganglions perceptibles, dans la région ou se développe l'adénite qui l'amena à Berck. A 14 ans, il avait eu une poussée ganglionnaire intense. A 7 ans, il avait eu de la tuberculose de ses ganglions inguinaux. Dans l'intervalle santé parfaite. Chaque poussée ganglionnaire correspond exactement soit à un surmenage intellectuel et physique, soit à des maladies intercurrentes (rhumatisme articulaire aigu). Il nous paraît difficile de ne pas admettre la latence de l'infection réveillée par la diminution des forces défensives de l'organisme.

Une autre malade, âgée de 28 ans, après une période de surmenage de plusieurs mois dut faire enlever chirurgicalement une masse ganglionnaire considérable. Or cette malade avait des ganglions perceptibles depuis l'âge de 12 ans : il lui avait fallu une dépression organique considérable pour permettre aux bacilles de causer de graves désordres. Opérée depuis six ans, elle vit à la campagne et ne présente aucun signe local ou général de tuberculose.

De plus nous avons observé une jeune femme de 20 ans qui présentait de nombreuses fistules cicatrisées de ganglions cervicaux. Au mois d'octobre 1909, cette jeune femme était atteinte d'une arthrite stéro-claviculaire des plus pénibles, dont nous trouvâmes l'origine dans une vaginite aiguë : au même moment se rouvrirent deux fistules fermées depuis plusieurs mois : le gonocoque avait permis au bacille de Koch de reprendre l'offensive.

A la même époque nous avons observé une malade de 22 ans, porteur de ganglions tuberculeux torpides, non fistulisés, de consistance dure. Ce malade contracta la syphilis et en même temps qu'apparaissent les accidents secondaires, les ganglions s'ulcéraient soudain et déchiraient largement la peau.

D'ailleurs ce fait n'est pas rare. Maintes fois, il nous a été donné de l'observer à l'hôpital Broca ; une malade, couchée au n° 34 de la salle Cullerier reste présente à notre mémoire comme un exemple probant de ces faits. Elle avait depuis son enfance une adénite peu marquée sous-maxillaire. Elle contracta la syphilis en 1907, et présenta des accidents secondaires intenses. En même temps elle eût une ulcération des ganglions naguère durs et roulant sous le doigt. Cette complication lui permit de trouver auprès de sa famille un prétexte pour entrer à l'hôpital, sans que sa syphilis soit découverte par les siens : le traitement mercuriel d'ailleurs, d'un effet indirect mais souvent considérable sur l'adénopathie qui retrocède sensiblement.

Que pouvons-nous conclure de ces faits ? A notre avis ils ne doivent pas amener à une conception très sombre de la tuberculose ganglionnaire. Le malade qui en est atteint doit connaître la déplorable influence des maladies intercurrentes et les éviter plus qu'un autre s'il est possible.

Il doit savoir les dangers auxquels il est exposé, mais aussi il convient de lui dire que sa tuberculose est, dans la majorité des cas, de celles dont on est le maître sans de très grosses difficultés. En suivant des prescriptions hygiéniques d'une exécution facile, en évitant le surmenage, le ganglionnaire pourra fortifier son état général et échapper à toute manifestation tuberculeuse aussi facilement que la plupart des sujets considérés comme normaux.

Mais si la forme ganglionnaire cervicale de la tuberculose est relativement aisément traitable, cela n'est vrai que pour les malades d'une situation aisée, qui peuvent consacrer un temps suffisant à leur traitement, qui surtout peuvent avoir des occupations ne causant pas un surmenage excessif. Il n'en est pas de même pour l'ouvrier qui travaille à l'atelier, pour les employés de bureau, pour les vendeuses des grands magasins : ceux-là n'auraient chance de salut qu'en quittant leur métier et en s'en allant chercher au grand air la santé qu'ils ne pourraient retrouver dans un milieu infectant au premier chef.

Nous avons été forcément trop schématique dans ce

chapitre de pronostic, et cela parce qu'il existe un pronostic spécial non à chaque ordre de faits, mais à chaque cas. Il est possible de formuler une appréciation juste de l'état du malade en l'examinant soigneusement : comme c'est l'état général, l'équilibre de l'ensemble des organes qui importe, il est impossible de fixer autrement que dans leurs grandes lignes des règles précises : c'est le malade qu'il importe de connaître plus que la maladie.

En somme, de toutes les formes de la tuberculose, la forme ganglionnaire cervicale est la plus curable, bien préférable aux tuberculoses médiastinales, ou même à certaines lésions osseuses nécessitant l'immobilisation du malade, conditions toujours défavorables et débilitantes.

Mais la condition nécessaire à la guérison d'une tuberculose ganglionnaire, c'est qu'après la disparition de l'adénite, le malade soit considéré comme un *tuberculeux latent.* Il restera en effet longtemps, peut-être même toujours, en puissance de tuberculose : mais il ne diffère nullement en cela des malades atteints de tuberculose osseuse, d'une otite tuberculeuse, d'une arthrite bacillaire, d'une pleurésie, et même de beaucoup de sujets réputés indemnes de tuberculose, aisément fatigués, présentant des malaises fréquents, de soi disant grippes répétées, et qui sont en réalité porteurs de bacilles dissimulés en quelque organe difficile à explorer ; combien de fois, au cours de nécropsies minutieuses, trouve-t-on des tuberculoses ignorées pleurales, médiastinales ou pulmonaires !

Mais ce tuberculeux latent dispose de forces défensives suffisantes pour lutter de façon efficace, et peut se traiter de façon telle que, grâce aux précautions prises et aux soins hygiéniques, jamais la tuberculose ne pourra présenter chez lui de manifestation nouvelle. C'est pour cette catégorie de malade que reste vraie en partie l'hypothèse d'immunité envers la tuberculose pulmonaire, que jadis M. Marfan pensait être le privilège des anciens tuberculeux ganglionnaires.

CONCLUSIONS

Toute tuberculose ganglionnaire est justiciable du traitement médical, suffisant à lui seul, à amener la guérison dans la plupart des cas, si le malade consent à se soigner en temps suffisant. En l'absence de sérothérapie démontrée efficace, ce n'est qu'indirectement qu'on peut lutter contre le bacille de Koch et ses toxines en favorisant par l'hygiène et les cures climatériques d'une part, par les agents médicamenteux d'autre part la faculté de résistance de l'organisme.

Dans le cas de ganglions volumineux et rares la méthode des injections modificatrices et des ponctions évacuatrices, permet de diminuer la durée évolutive des ganglions : les rayons X ont un effet analogue, grâce à des processus anatomiques différents.

Au cours de son évolution, la tuberculose ganglionnaire peut devenir spontanément chirurgicale : c'est le cas des ganglions aboutissant à la fonte purulente : les ponctions médiates évacuatrices sont alors la méthode de choix, associées ou non aux injections modificatrices. Quant aux grandes interventions chirurgicales leurs indications sont de deux ordres :

1° Elles sont la dernière ressource après l'échec de toutes les autres méthodes et rendent de grands services, dans le cas de ganglions suppurés multiples, fistuleux, ou non ;

2° Elle a une indication fréquente, sociale : il est de nombreux malades qui ne pourraient consacrer un temps suffisant au traitement de la tuberculose ganglionnaire cervicale et acceptent les cicatrices toujours plus ou moins inesthétiques des larges interventions.

Mais il importe de ne pas oublier que seul un traitement médical prolongé peut amener ce malade, opéré ou non, à la guérison.

En dehors de ces faits relevant des considérations extra médicales, il convient de se rappeler toujours dans la cure des adénites cervicales tuberculeuses, ce précepte que nous répétait souvent notre Maître J. Darier, à propos du traitement des affections cutanées : on n'a pas le droit de guérir avec une cicatrice, une maladie qui peut disparaître sans laisser de trace.

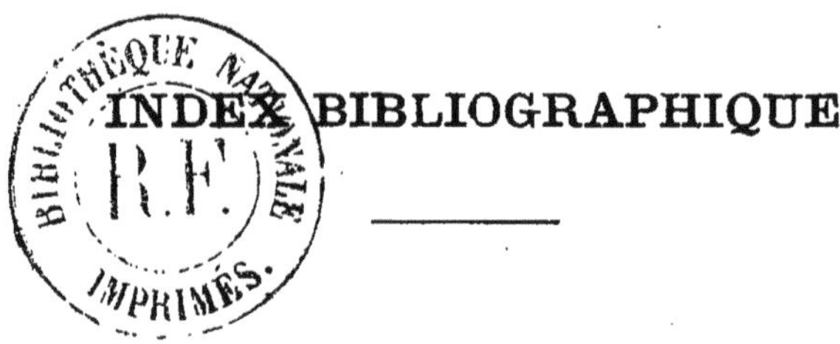

INDEX BIBLIOGRAPHIQUE

Arloing et **Dumarest**. — Contribution à l'étude du traitement spécifique de la bacillose. *Revue de la tuberculose*, juin 1909.

Babes. — *Société de Biologie*, 14 avril 1883.

Babou. — Traitement médical des adénites chroniques non suppurées. *Médecine moderne*, Paris, 1906, XVII, 169.

Barbier (P.), et **Dieuport**. — Traitement de l'adénite par la tuberculine. *Revue internationale de la tuberculose*, 1906, p. 423.

Barbier (H.). — Les bons effets des applications externes d'eaux mères de Kreutznach et de solutions salines. *Bulletin de la Société d'études de la tuberculose*, n° 6, 1907.

Bellemanière. — *Etude de la photothérapie dans l'adénite et l'arthrite tuberculeuses*. Thèse de Paris, 1904.

Berchon. — *Du traitement des adénites tuberculeuses du cou*. Thèse de Paris, 1894.

Bergonié. — Sur l'action nettement favorable des rayons X dans les adénites tuberculeuses. *Journal de médecine de Bordeaux*, n° 47, 1905.

Bergonié. — Sur l'état actuel de la radiothérapie. *Congrès de Cherbourg*, août 1905.

Béraneck (de Neufchâtel). — Tuberculine de Besaneck. *Congrès de la tuberculose*, 1905.

Berger (P.). — Traitement des adénopathies cervicales tuberculeuses. *Assoc. française de chirurgie*, Paris, 1901. Procès-verbal, 716-725.

Bertrand. — Un cas de tuberculine ganglionnaire du cou, guéri par la nouvelle tuberculose de Koch. *Presse méd. Belge*, 1906, p. 1157.

Boeckel (J.). — Traitement des adénites tuberculeuses. *Congrès de Chirurgie*, 1901, p. 757.

Broca. — Traitement des adénopathies tuberculeuses. *Congrès de Chirurgie* de 1901.

Bonnefous.—*Contribution à l'étude de la radiothérapie dans les adénopathies tuberculeuses superficielles.* Thèse de Bordeaux, 1907.

Bouvet. —*Les adénopathies cervicales tuberculeuses chirurgicales.* Thèse de Paris, 1900.

Calot. — Accident par le naphtol camphré. *Société de Chirurgie*, de 1893.

Calot. — *Congrès de Chirurgie*, 1898 et 1901.

Calot. — *Orthopédie indispensable.*

Catz. — Le sérum antituberculeux de Marmoreck. *Progrès médical*, n° 26, 1908.

Calvé. — Traitement des abcès froids tuberculeux d'origine osseuse par la méthode conservatrice. *Archives générales de médecine*, janvier 1910.

Darier (J.). — *Précis de Dermatologie.*

Darier (J.). — A propos de la radiothérapie et de la tuberculose. *Bulletin de la Société d'études de la tuberculose*, 1907, n° 6.

Desplats (R.). — Du traitement des adénites tuberculeuses par les rayons X. *Archives d'élect. médic.* Bordeaux 1905, p. 626.

Duhamel. — *Traitement des adénites tuberculeuses du cou.* Thèse de Paris, 1895.

Dupeyrac. — La radiographie dans les adénites. *Marseille médical*, 1909, 225-234.

Feldstein (S. L.). — The treatment of tuberculous glands of the neckly the X rays, *New York. M. J.*, 1907, 20.

Ferron et **Krouchkall.** — Adénite tuberculeuse traitée par les rayons X, *Gaz. des Hôp.*, 1905.

Glaesner (Berlin). — Sérum de Marmoreck. *Deutsche me . Wochsch.* 1908, n° 27.

Guibert. — *Contribution à l'étude du traitement des adénites tuberculeuses.* Thèse de Paris, 1909, n° 393.

Guinard (M.). Traitement des adénites par la tuberculine. *Bull. de la Soc. d'études sur la tuberculose*, 11 juillet 1907.

Guinard. — Accidents par naphtol. *Bulletin de la Soc. de Chirurgie*, 11 mars 1904.

Hayes. — Case of extensive tuberculos disease of the glands of the neck treated useth X rays. *Arch. Roentgen Ray*, Lond. 1905-06.

Hendric. — De l'adénopathie tuberculeuse du cou, de son traitement par les rayons de Rœntgen. *Policlin.* Bruxelles 1898, 158-169.

Hizanons et **Polak-Daniels.** — Péri-adénites guéries par le sérum de Marmoreck. *Nederl. Tijdschrift voor geneeskunde* 1907, Helf. 2. n° 13 et *Berliner klin. Wochen*, 1907, n° 48 et 49.

Jacobaeus. — Adénite tuberculeuse à type lymphodénique. *Zeitsch. für. klin. Med.*, Bd. 63, p. 197.

Jachmonn et **W. Baetzner.** — Traitement des tuberculeuses externes par application locale de ferments pancréatiques. *Münch. med. Woch.* 1er décembre 1908.

Judet (H.). — Traitement des adénites cervicales tuberculeuses. *Prog. méd.*, Paris, 6 mars 1909.

Koch. — Die étiologie des tuberculeuses. *Mittheilungen ad. Kaiserlichen Gesundheisante*, 1884.

Leclerc. — *Contribution à l'étude des adénopathies tuberculeuses du cou : leur traitement par le cacodylate de soude.* Thèse de Paris, 1901.

Leroux. — La cure marin des tuberculeux aux sanatoriums de Banyuls et de Saint-Trajan. *Congrès de la tuberculose*, 1905.

Lévy et **Clément.** — Adénites cervicales chroniques (Revue générale). *Gaz. Hôpitaux*, 1905, n° 7.

Loze (H.). — *Du traitement des adénites cervicales tuberculeuses chroniques.* Thèse de Paris, 1905.

Manson. — *Traitement des adénopathies tuberculeuses par l'extirpation.* Thèse de Paris, 1895.

Mauclaire. — De la ligature préliminaire de la veine jugulaire interne pour l'extirpation des adénites cervicales tuberculeuses profondes et adhérentes. *Congrès de Chirurgie*, 1901, p. 778.

Ménard (**V**.). — Note sur la tuberculose ganglionnaire du cou au bord de la mer. *Congrès de Chirurgie*, 1901, p. 1776.

Ménard.— Sérum de Marmoreck. *Bulletin académie de médecine*, 19 janvier 1909.

Morestin. — Adénite cervicale tuberculeuse extirpée par incision esthétique rétro-auriculaire. *Bulletin de la Soc. franç. de dermatol. et syphil.*, 1907, p. 69.

Morestin. — Extirpation par la bouche d'un ganglion tuberculeux sous-maxillaire. *Bulletin Soc. chirurg. des Hôpitaux de Paris*, 1907, p. 734.

Mori (d'Ize, Japon). — Inocuité du sérum de Marmoreck et guérison de trois adénites. Chan-Gaï-Spi-Chinpo, 1908.

Poulet. — Sur un cas de mort à la suite de l'extirpation des ganglions tuberculeux du cou. *Bull. et Soc. de chir.*, 1884.

Péraire. — Des adénites cervicales observées depuis 1891. *Congrès chirurgie*, 1901, p. 803.

Périé. — Treatment of tubercular glands by X rays. *Med. Electrol. et Radiol.* London, 1907.

Perez. — Atténuation du virus tuberculeux dans les ganglions. *Annali d'Igiene speriment.*, analysée in *Cent. f. Bakt.* 10 mai 1898.

Pizzini. — *Zeitsch. f. klin. Med.* Leipzig, 1892, p. 329.

Reboul. — Héliothérapie dans les affections chirurgicales tuberculeuses. *Congrès de la tuberculose*, 1905.

Redard. — Radiothérapie dans les adénopathies tuberculeuses. *Ann. de Chirurg. et Orthop.*, 1906.

Richard. — *Extirpation des ganglions tuberculeux non suppurés du cou.* Thèse de Nancy, 1889.

Risacher. — *Contribution à l'étude du thymol camphré.* Thèse de Paris, 1907.

Reynier. — Traitement des diverses manifestations de la tuberculose externe par l'eau de Salies, de Salins et différentes eaux chlorurées sodiques. *Congrès international de la tub.*, 1905.

Robin et **Binet.** — Les échanges des tuberculeux et le climat marin. *Congrès de thalassothérapie de Biarritz*, 1903.

Robin (**A.**). — La tuberculose ganglionnaire non ulcérée du cou. *Rev. gén. de clin. et thérap.* Paris 1906.

Robin (**A.**). — Traitement médical de l'adénite tuberculeuse. *Bull. méd.*, 1907, p. 581.

Robin (**A.**) — Traitement d'un cas de tuberculose ganglionnaire non ulcérée du cou. *Bull. méd.*, 1906, p. 531.

Radmon (**J.-J.**). — Rontgen rays in the treatment of tubercular cervical glands. *Kentucky M. J. Bounling. Green*, 1908-1909, p. 126.

Roederer (**C.**). — *La radiothérapie dans les tuberculoses ganglionnaires.* Thèse de Paris, 1906.

Rollier de Bate. — Cinq cas de tuberculose externe traités par le gomenol et l'huile gomenolée. *Gaz. Hôp.*, 1909, n° 140.

Rollier de Leysin. — Statistique de la cure d'altitude et d'héliothérapie. *Congrès de Physiothérapie*, Rome 1907.

Rollier de Leysin. — Le traitement de la tuberculose chirurgicale à l'altitude. *Congrès de la tub.*, 1985.

Rubens, Duval et **Fager.** — La régression adipeuse du ganglion lymphatique. *Soc. Biologie*, 11 décembre 1909.

Rubinstein (Karn). — Sur le sérum de Marmoreck. *Rousski Wracht*, 1907, n° 15.

Siegel. — Traitement des adénites cervicales tuberculeuses. *Pr. med.* Paris 1905.

Starck. — Ganglions en rapport avec des dents cariés. *Beitrage zur klin. Chirurgie*, XVI, I, 1896.

Storer (**G.-H.**). — The treatment of glandular tuberculosis by the Röntgen Ray. *J. Advanc. Thérap.* New-York, 1907.

Straus (Numberg). — Influence du sérum de Marmoreck, après extirpation de ganglions. *Münch. mediz. Wochench.*, 1908, n° 42.

Uhry. — Une année de traitement de la tuberculose par le sérum de Marmoreck. *Revue de méd.*, n° 2, 1908.

Villemin. — Traitement chirurgical des adénopathies tuberculeuses. *Bulletin de la société d'études scientifiques sur la tuberculose*, 1907, n° 7.

Weir (de Budapesth). — Sérum de Marmoreck. In rapport de Ch. Monod dans le *Bulletin de l'Académie de Médecine*, 19 janvier 1909.

Zeisler. — Radiothérapie observation. *Journ. Amer. med. Assoc.*, Chicago, 1909, p. 511.

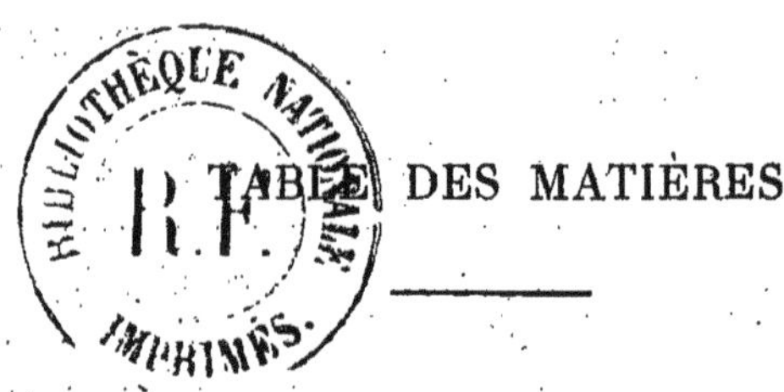

TABLE DES MATIÈRES

DEUXIÈME PARTIE

LE TRAITEMENT LOCAL DE LA TUBERCULOSE GANGLIONNAIRE CERVICALE.

Le Mans. — Imprimerie Monnoyer. — 1910.

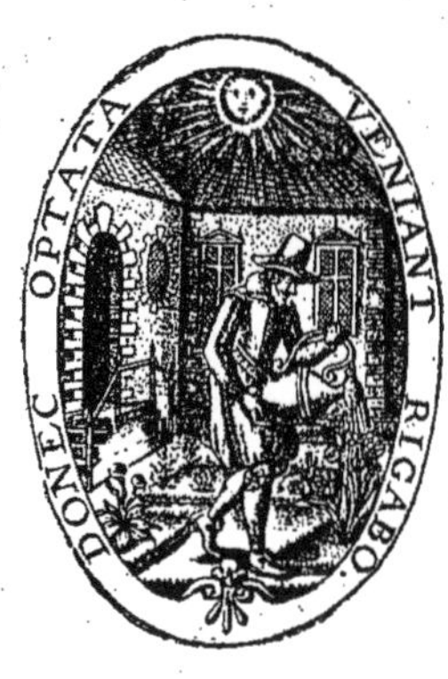
DONEC OPTATA VENIANT RIGABO

www.ingramcontent.com/pod-product-compliance
Ingram Content Group UK Ltd.
Pitfield, Milton Keynes, MK11 3LW, UK
UKHW020246250726
13967UKWH00004B/1537

9 782012 932302